D1678235

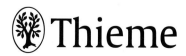

Fallbuch Pflege

Krankheiten verstehen 1

Anatomie, Krankheitslehre und
Pflege verknüpfen

Markus Vieten

63   Abbildungen

Georg Thieme Verlag
Stuttgart · New York

Markus Vieten
Ardennenstr. 73 a
52076 Aachen

Bibliografische Information
Der Deutschen Nationalbibliothek
Die Deutsche Nationalbibliothek verzeichnet diese Publi-
kation in der Deutschen Nationalbibliografie; detaillierte
bibliografische Daten sind im Internet über
http://dnb.d-nb.de abrufbar.

Wichtiger Hinweis: Wie jede Wissenschaft ist die Medizin
ständigen Entwicklungen unterworfen. Forschung und klinische Erfahrung erweitern unsere Erkenntnisse, insbesondere was Behandlung und medikamentöse Therapie anbe-
langt. Soweit in diesem Werk eine Dosierung oder eine Applikation erwähnt wird, darf der Leser zwar darauf vertrau-
en, dass Autoren, Herausgeber und Verlag große Sorgfalt
darauf verwandt haben, dass diese Angabe **dem Wissens-
stand bei Fertigstellung des Werkes** entspricht.

Für Angaben über Dosierungsanweisungen und Applika-
tionsformen kann vom Verlag jedoch keine Gewähr übernommen werden. **Jeder Benutzer ist angehalten**, durch
sorgfältige Prüfung der Beipackzettel der verwendeten Prä-
parate und gegebenenfalls nach Konsultation eines Spezia-
listen festzustellen, ob die dort gegebene Empfehlung für
Dosierungen oder die Beachtung von Kontraindikationen
gegenüber der Angabe in diesem Buch abweicht. Eine solche Prüfung ist besonders wichtig bei selten verwendeten
Präparaten oder solchen, die neu auf den Markt gebracht
worden sind. **Jede Dosierung oder Applikation erfolgt auf
eigene Gefahr des Benutzers.** Autoren und Verlag appel-
lieren an jeden Benutzer, ihm etwa auffallende Ungenauig-
keiten dem Verlag mitzuteilen.

© 2007 Georg Thieme Verlag KG
Rüdigerstraße 14
D-70469 Stuttgart
Unsere Homepage: http://www.thieme.de

Printed in Germany

Gestaltung und Layout: Tina Hinkel, Stuttgart
Umschlaggestaltung: Thieme Verlagsgruppe
Umschlagfoto: Alexander Fischer, Baden-Baden
Satz: medionet AG, Berlin, gesetzt mit Adobe InDesign CS2
Druck: Grafisches Centrum Cuno, Calbe

ISBN 3-13-142791-4
ISBN 978-3-13-142791-5   1 2 3 4 5 6

Vorwort

Eine Fallgeschichte ist mehr als nur der trockene Bericht eines Krankheitsverlaufes. Die Fallgeschichte stellt Zusammenhänge her, wirft Fragen auf und bildet die Wirklichkeit ein Stück weit ab. Eine mit Leben gefüllte Fallgeschichte kann das Bild von einem Menschen entstehen lassen, sie zeigt sein Leid, den Weg zur Diagnose und auch zur Behandlung. Was vorher noch Anatomie, Physiologie, Diagnostik und Therapie war, bekommt jetzt einen Namen und beginnt zu leben. Was macht die Krankheit im Körper, welche diagnostischen Möglichkeiten ergeben sich daraus und welche Behandlungen sind dabei möglich? Die Beantwortung dieser Fragen vertieft das medizinische Grundwissen. Durch die Verbindung mit einer Person und ihrer Geschichte graben sich die medizinischen Zusammenhänge tief in das Gedächtnis ein. Die erforderlichen Pflegemaßnahmen ergeben sich dann oft zwingend aus dem Verständnis des Krankheitsgeschehens.

Die hier dargestellten Fälle sind keine Fantasieprodukte, sondern entsprechen der Wirklichkeit der Patienten in ihrer alltäglichen Umgebung und auch im Krankenhaus, auch wenn die Namen und die ausschmückenden Details natürlich keine realen Personen betreffen. Es sind Fälle, wie sie sich jeden Tag ereignen, und dabei läuft nicht immer alles glatt – wie im wahren Leben. Ärztliche Fehldiagnosen, Pflegeversäumnisse und nicht mitarbeitende Patienten sind auch ein Teil der Wirklichkeit. Die Beschreibung solcher kritischer Punkte kann aber auch dabei helfen, einmal gemachte Fehler nicht zu wiederholen, wichtige Gefahrenpunkte und mögliche Probleme der Pflege im Blick zu behalten und den Patienten zu größerer Mitarbeit anzuhalten.

Ich wünsche mir, dass die Personen, deren Fälle hier beschrieben sind, im Kopf der Leserinnen und Leser zum Leben erweckt werden. Denn die größte Berufserfahrung und Kompetenz in der Pflege erlangt man durch den Umgang mit echten Patienten. Wenn man diesen großen Erfahrungsschatz aber noch nicht hat, können die Fallgeschichten diese Lücke schon vorzeitig ein wenig schließen.

Ich bedanke mich ganz herzlich bei der Pflegelehrerin Doris Mix, Neuss, für ihre tatkräftige Unterstützung in den pflegerischen Fragen und bei Johannes Wüller, Aachen, Oliver Blankenstein, Berlin, und Rainer Wüstefeld, Aachen, für ihre engagierten Fallschilderungen.

Aachen, September 2006, Markus Vieten

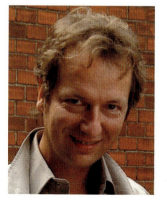

Markus Vieten, Arzt und Autor, geboren am 1.10.1965 in Mönchengladbach, wohnt mit seiner Frau Dr. Claudia Heckrath in Aachen.

Ausbildung und beruflicher Werdegang:

1985-1992	Studium der Humanmedizin an der RWTH Aachen
1992-1994	Ärztliche Tätigkeit in neurologisch-psychiatrischer Praxis in Aachen
seit 1990	selbstständiger Autor, Projektleiter, Lektor und Übersetzer für medizinische Fachliteratur; Krimi-, Spiele- und Sachbuchautor mit über 40 Titeln.

Inhalt

Innere Medizin

01

Wenn man plötzlich einen stechenden Schmerz in der Brust verspürt ...

Angina pectoris und Herzinfarkt

Was war passiert?

Wie jeden Samstagnachmittag dröhnte die Konferenzschaltung der Fußball-Bundesliga durch das Wohnzimmer. Karl Mallkor, 56, hatte sich sein Insulin gespritzt und verfolgte bei Kaffee und Kuchen mit seiner Frau gebannt das Spiel seiner Lieblingsmannschaft. Er hatte Glück, dass seine Frau dieses Hobby mit ihm teilte. Andere Leidenschaften, wie z. B. das Rauchen, musste er immer rechtfertigen. Aber sie hatte ihn immerhin schon so weit gebracht, dass er es auf 10–15 Zigaretten täglich reduzierte.

Als die Zuckermedikation und die Diät vor etwa vier Jahren nicht mehr griffen und er sich, auch wegen erheblicher Diätfehler, schon einmal Blutzuckerspitzen von über 300 eingehandelt hatte, war das Rauchen zum ersten Mal ein großes Thema für ihn geworden. Nachdem die Hausärztin und auch seine Frau ihn bedrängt hatten, kam er immerhin zu einer Halbierung seines Nikotinkonsums. Er hatte verstanden, dass ein erhöhtes Risiko für Herzschlag, Hirnschlag und so manches andere bestand. Der Diabetes und das Rauchen griffen offenbar seine Gefäße an. In seiner Familie hatte es sowieso schon Fälle von Herzinfarkt und Diabetes gegeben. Das Übergewicht war angeblich auch ein Problem, dabei kannte er viele Männer seines Alters, die gut und gerne 20 oder 30 Kilo mehr auf die Waage brachten.

Karl hielt das alles für übertrieben, denn eigentlich fühlte er sich prima. Und noch besser fühlte er sich, als eine aufgeregte Stimme im Radio von dem 2:1 seiner Mannschaft kurz vor Spielschluss berichtete. Seine Frau und er machten einen kleinen Luftsprung und rissen jubelnd die Arme hoch. Karl spürte plötzlich einen stechenden Schmerz im Rücken zwischen den Schulterblättern. Das trübte seine Freude zunächst nur wenig, doch als das Spiel bald darauf aus war, verfluchte er die Getränkekisten, die er am Vormittag besorgt hatte. Es war nicht das erste Mal, dass er sich dabei verhoben hatte, auch wenn es offenbar erst jetzt spürbar geworden war. Er nahm eine Tablette Diclofenac, die ihm bei Rückenschmerzen noch immer Linderung verschafft hatte und eine Stunde später noch eine. Doch die Schmerzen blieben. Er war an diesem Abend sehr müde und ging ungewöhnlich früh ins Bett. Am nächsten Tag stand er zunächst normal auf, doch brach ihm schon bald kalter Schweiß aus. Er musste sich hinsetzen, weil er schlecht Luft bekam. Nicht mal auf eine Zigarette hatte er Lust.

Frau Mallkor hatte zwar keine medizinische Bildung, doch stand das Thema Herzinfarkt, wenn es um ihren Mann ging, immer im Raume. Außerdem erinnerte sie sich, dass ein solcher Infarkt sich auch ganz anders darstellen konnte, als dass sich jemand plötzlich an die Brust fasste. Lieber einmal zu oft als zu wenig, sagte sie sich, und rief den Notarzt, obwohl ihr Mann protestierte.

Situationseinschätzung

Wie schätzen Sie die Situation spontan ein? Was ist Ihnen besonders aufgefallen?

_____
_____
_____
_____
_____

Welche pflegerelevanten Fragen stellen Sie sich?

_____
_____
_____
_____

Wie erklären Sie sich, dass es zu diesem Krankheitsbild kommen konnte?

_____
_____
_____
_____

Welche Symptome und Pflegephänomene waren bei diesem Patienten zu beobachten?

_____

_____

_____

_____

Was denken Sie, wie diesem Patienten medizinisch und pflegerisch geholfen werden kann?

_____

_____

_____

_____

_____

Was sagte der Arzt?

Der junge Notarzt ließ sich kurz den Verlauf schildern und erkundigte sich nach Risikofaktoren wie Rauchen, Übergewicht, Diabetes. Als Frau Mallkor alle Angaben gemacht und der Arzt Karl untersucht hatte, beschloss er ihn wegen des Verdachts auf einen Herzinfarkt mit in die Klinik zu nehmen. Im Wagen gab er ihm Nitrolingualspray und ASS 250–500 mg sowie Sauerstoff.

Eine mögliche Lysebehandlung wollte der Notarzt nicht einleiten. Es kam als Therapieverfahren nicht mehr infrage, weil das Schmerzereignis, das den evtl. Infarkt angezeigt hatte, bereits beinahe 20 Stunden zurücklag. Im Notarztwagen wurde dann ein EKG abgeleitet, auf dem der Arzt einen akuten Hinterwandinfarkt erkennen konnte.

Merke. Auch wenn ASS nur Aspirin ist, senkt die sofortige Gabe – auch bereits bei Verdacht auf Herzinfarkt – die Letalität um 20 %.

Wie konnte es dazu kommen?

Anatomische und physiologische Grundlagen

Das Herz als Motor unseres Lebens ist ein muskuläres Hohlorgan. Dieses durchschnittlich etwa 300–350 g schwere Organ nimmt, solange wir leben, keine Auszeit. Der Herzmuskel muss somit optimal versorgt werden, damit er stets die erforderliche Leistung bringen kann.

Obwohl das Herz ja beständig von Blut durchflossen wird, besitzt es seine eigenen Arterien und Venen, die sog. Herzkranzgefäße oder Koronargefäße. Sie versorgen ausschließlich den Herzmuskel. Für eine direkte Versorgung aus dem Blut der Herzkammern wäre der Herzmuskel zu dick. Ihren Ausgang nehmen die Herzkranzarterien gleich oberhalb der Aortenklappe aus der Aorta. Die Hauptäste laufen auf dem Myokard, die Endaufzweigungen dringen in den Herzmuskel ein. Es gibt eine linke und eine rechte Kranzarterie. Die linke teilt sich nach kurzer Strecke in den Ramus interventricularis anterior (kurz: RIVA), der auf der Vorderseite verläuft, und den Ramus circumflexus, der sich auf die Rückseite des Herzens befindet. Die rechte Koronararterie verläuft zur Zwerchfellseite des Herzens. Ihr Endast zieht zur Herzspitze.

Die Herzvenen sammeln das venöse Blut aus der Herzmuskulatur. Über den Sinus coronarius wird es dann in den rechten Vorhof geleitet.

Die Herzwand selbst besteht aus drei Schichten:
– Endokard (innere Herzhaut),
– Myokard (Herzmuskel),
– Epikard (äußere Herzhaut).

Zwischen dem Epikard und der Innenseite des Herzbeutels, dem Perikard, befindet sich ein schmaler flüssigkeitsgefüllter Spalt, der es dem Herzen ermöglicht, sich frei und reibungslos innerhalb des Herzbeutels zu bewegen. Es ist das gleiche Prinzip, das auch die glatte

Bewegung der Lunge in der Pleura erlaubt. Die rechte Kammerwand ist etwa 0,7 cm dick, während die rechte aufgrund der höheren Druckanforderungen durchschnittlich mit 1,4 cm doppelt so dick ist.

Bei Arbeit oder Erregung wird die Frequenz und die Kontraktilität des Herzens durch den Einfluss des Sympathikus erhöht. Diese Mehrarbeit des Herzens steigert auch den Bedarf an Sauerstoff. Automatisch sinkt der Widerstand der Koronargefäße auf 20% des Ruhewertes. Diese Durchblutungssteigerung auf das 5-fache des normalen Ruhewertes bezeichnet man als Koronarreserve *(Abb. 1.1)*.

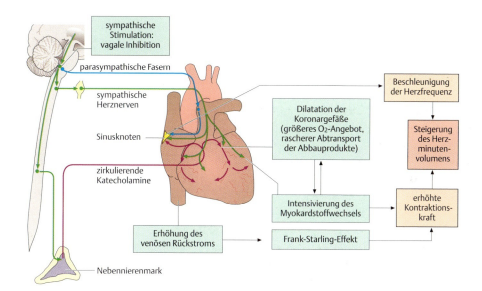

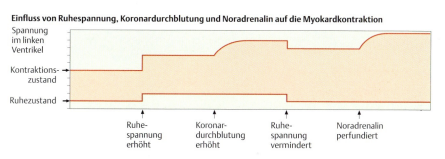

Abb. 1.1 Regulation der Herzleistung (nach Netter). Steigert sich die Aktivität des Gesamtorganismus und die Organe benötigen eine erhöhte Durchblutung, kommen die extrakardialen Regulationsmechanismen zum Tragen.

Krankheitsentstehung

Bei einer Verengung der Herzkranzgefäße durch Arteriosklerose kann die abhängige Herzmuskulatur nur unzureichend mit Sauerstoff versorgt werden. Reißt die Sauerstoffzufuhr ganz ab, z. B. durch Verlegung einer Koronararterie, stirbt das abhängige Muskelgewebe. Es entsteht ein Herzinfarkt.

Typisches Kennzeichen für eine koronare Herzerkrankung ist eine geringe Koronarreserve, d. h. bei körperlicher Arbeit oder psychischer Erregung kommt es besonders linksseitig zu Schmerzen in der Brust, im linken Arm und im Hals, denn das erkrankte Gefäß kann sich nicht mehr ausreichend den Erfordernissen des Organismus bzw. des Herzens anpassen. Diese Schmerzen bezeichnet man als Angina pectoris.

Die koronare Herzkrankheit (KHK) ist die Arteriosklerose der Koronararterien. Diese hat viele Risikofaktoren. Einige davon sind nicht zu beeinflussen, wie z. B. familiäre Disposition, Alter oder Geschlecht. Andere hingegen sind sehr wohl zu beeinflussen. Dazu gehören besonders:
– Fettstoffwechselstörungen,
– Hypertonie,
– Diabetes mellitus,
– Stammfettsucht und Bewegungsmangel,
– Zigarettenrauchen.

Dauert die Unterversorgung des Herzmuskels mit Sauerstoff länger an, kommt es zum Herzinfarkt. Das betroffene Gewebe wird nach etwa einer halben bis einer Stunde nekrotisch. Letzte Ursache ist in den meisten Fällen ein Thrombus an der arteriosklerotisch veränderten Gefäßinnenwand, die das Gefäß verschließt.

Merke. Karl Mallkor verspürte nur einen Rückenschmerz und auch den nicht in einer Intensität, die an einen Herzinfarkt denken ließ. Dies ist auf eine Erkrankung seiner veränderten Nervenbahnen durch den Diabetes mellitus zurückzuführen.

Welche weitere Diagnostik wurde durchgeführt?

 Gleich nach der Ankunft in der Klinik wurden die Blutproben, die schon im Krankenwagen genommen wurden, analysiert. Es zeigte sich die typische Erhöhung der für den Infarkt spezifischen Laborparameter, wie etwa der Creatin-Kinase (CK). Dieses Enzym steckt in Muskelzellen, eine Untereinheit davon speziell in Herzmuskelzellen. Gehen Herzmuskelzellen zu Grunde, wird das Enzym freigesetzt und gelangt in den Blutkreislauf, wo es dann in erhöhter Konzentration nachweisbar ist. Da diese Bestimmung so wichtig ist, darf vor der Blutentnahme bei Verdacht auf Herzinfarkt auch keine intramuskuläre Injektion gegeben werden, weil dadurch das Ergebnis der Labor-Untersuchung nicht mehr aussagekräftig genug wäre. Im EKG wurden außerdem die oft typischen Rhythmusstörungen erkannt (Abb. 1.2).

Merke. Weil der Bestimmung der Muskelenzyme im Blut eine entscheidende Bedeutung in der Diagnostik des Herzinfarktes zukommt, darf vor der Blutentnahme keine i.m.-Injektion verabreicht werden. Dadurch würden auch Muskelzellen geschädigt und die Enzyme daraus freigesetzt, wodurch die Werte nicht mehr eindeutig dem Geschehen am Herzen zugeordnet werden können.

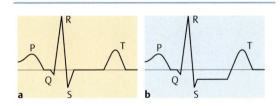

Abb. 1.2 Typische EKG-Veränderung bei Angina pectoris. a Normalbefund. b Ischämische ST-Senkung.

Wie kann geholfen werden?

 Karl Mallkor wurde zunächst auf die Intensivstation gebracht, denn in den ersten 48 Stunden nach einem Herzinfarkt drohen lebensgefährliche Komplikationen der Herzmuskelschädigung:

– Herzrhythmusstörungen,
– Linksherzinsuffizienz, da evtl. ein Teil des Muskels ausfällt (kann zu Lungenstauung und Lungenödem führen),
– kardiogener Schock, bei dem das Herz nur noch wenig Blut pumpen kann (es droht Tod durch Kreislaufzusammenbruch),
– Herzruptur, bei der die Herzwand durch das abgestorbene Gewebe aufbricht (kann auch innerhalb des Herzens erfolgen, sodass es zum Durchbruch der Trennwand zwischen den beiden Kammern kommt. Es entsteht sog. Pendelblut).

Um eine möglichst optimale Sauerstoffsättigung zu erreichen, wird O_2 verabreicht. Außerdem benötigen viele Patienten wegen starker Schmerzen und Angst entsprechende Schmerzmittel und evtl. auch ein Sedativum, nicht zuletzt um dadurch auch das angegriffene Herz zu beruhigen. Durch Nitratgabe wird die Vor- und Nachlast des Herzens gesenkt und die Durchblutung der Koronargefäße verbessert. Zur Entlastung des Herzens und Stabilisierung des Rhythmus werden auch β-Rezeptorenblocker eingesetzt. Eine Lysetherapie muss, um erfolgreich sein zu können, spätestens 6 tunden nach dem Infarkt einsetzen.

Fall: Karl Mallkor erholte sich relativ gut. Von den gefürchteten Komplikationen war glücklicherweise keine eingetreten. Er war in Ruheposition schmerzfrei und sein Kreislauf war stabil. Auch seine Herzenzymwerte waren rückläufig. Somit konnte er bald auf die Normalstation verlegt werden. Dort war das Hauptziel, durch Medikamente und Beratung zur Lebensführung, vor einem weiteren Infarkt zu schützen. Sein Blutzucker wurde bei dieser Gelegenheit häufig kontrolliert und eine Neueinstellung mit in das Therapiekonzept einbezogen.

Was tut die Pflege bei Angina pectoris und Herzinfarkt?

 Auch nach der Übernahme von der Intensivstation wird die Kreislaufsituation des Patienten zunächst streng überwacht. Mit viel Feingefühl und unter scharfer Beobachtung wird möglichst früh mit der Mobilisation begonnen. Dadurch wird die körperliche Leistungsfähigkeit wiederhergestellt und der seelische Zustand des Patienten gestützt. Gleichzeitig können Komplikationen der Bettlägerigkeit vermieden werden. Unter professionelle Anleitung wird dem Patienten die Möglichkeit gegeben, seine persönlichen Leistungsgrenzen zu erkennen. Um das Pressen beim Stuhlgang zu vermeiden wird Obstipationsprophylaxe durchgeführt.

Der Patient wird umfassend über die Medikation, die richtige Art und den Zeitpunkt der Einnahme informiert. Er muss lernen, auf Nebenwirkungen der Medikation, wie Hypoglykämie, Hypotonie oder Tachykardie zu achten und auch die Alarmzeichen der Angina pectoris besser deuten zu können (Abb. 1.3).

Fall: Karl Mallkor musste erst einmal verdauen, was man ihm alles erklärt hatte und was alles auf ihn zukommen würde. Dazu kamen noch die ganzen neuen Medikamente. Er machte sich ein wenig Sorgen, ob er das alles richtig umsetzen können würde, was man ihm verordnet hatte. Allmählich gewann er den Eindruck, dass in seinem Körper kaum noch etwas richtig funktionierte.

Es war z. B. nicht so leicht, auf die Zeichen der Angina pectoris zu achten, weil sein vom Diabetes geschädigtes Nervensystem die notwendigen Schmerzinformationen nur noch schlecht weiterleitete. Dies führte einerseits zu einer größeren Sorge um sein Herz und zur Angst, etwas nicht mitzubekommen, doch wurde er dadurch auch vorsichtiger. Er fasste erneut den festen Vorsatz, sich das Rauchen abzugewöhnen, hatte immerhin schon in der Klinik einige Informationen von Mitpatienten über Bücher oder Kurse zur Rauchentwöhnung gesammelt. Einen ersten Schritt

Beratung „Angina-pectoris-Prophylaxe"

Grundsätzlich gilt: Patient und Angehörige sollen über mögliche Gefahren und Probleme, die in der häuslichen Situation auftreten können und über handlungsleitende Maßnahmen informiert sein.
Ziel: Verbesserung der Lebensqualität durch Vorbeugung von Schmerzanfällen.

Wissen über die Erkrankung und medikamentöse Therapie	Wissen über Angina pectoris auslösende Faktoren	Verhaltensregeln beim Schmerzanfall
• Welches Wissen hat der Patient zu Ursachen, Symptomen und Therapie der KHK? • Ist er über die Wichtigkeit der regelmäßigen Medikamenteneinnahme informiert?	• In welchen Situationen werden Angina-pectoris-Beschwerden ausgelöst? • Kann der Patient symptomspezifische Körpersignale frühzeitig wahrnehmen und interpretieren?	• Wie werden Schmerzintensität, Lokalisation und Schmerzdauer beschrieben? • Welche Selbstpflegestrategien wurden im akuten Anfall bislang angewandt? • Müssen bisherige Verhaltensweisen korrigiert werden?

Info: Es ist sinnvoll, im Beratungsgespräch zu erfassen, welche Kenntnisse der Betroffene über seine Erkrankung hat, und ob er weiß, was während eines Schmerzanfalles am Herzen geschieht. Die regelmäßige Einnahme der verordneten Medikamente ist lebensnotwendig → Info über Zweck, Dosierung, Zeitpunkt, Einnahmeart und Nebenwirkungen.
Empfehlung: Auf rechtzeitige Verschreibung der Dauermedikation achten und Arzneimittelnebenwirkungen oder zunehmende Angina-pectoris-Beschwerden frühestmöglich dem behandelnden Arzt mitteilen.

Info: Die schmerzauslösenden Ursachen können vielfältig sein. Sowohl körperliche Belastungen als auch psychische Faktoren können Schmerzen hervorrufen. Reichhaltige Mahlzeiten und die dadurch bedingte erhöhte Verdauungsleistung sowie körperliche Anstrengungen bei Witterungsextremen können einen Anfall provozieren. Bei belastungsabhängigen Beschwerden muss der Zusammenhang zwischen Verhalten und Schmerzanfall verdeutlicht werden. Geringste Angina-pectoris-Beschwerden (z.B. leichtes Druckgefühl im Brustraum) müssen als Warnsignale des Körpers erkannt und körperentlastende Maßnahmen durchgeführt werden.
Empfehlung: Es sollten mehrere kleine Mahlzeiten bevorzugt und schwere körperliche Belastungen nach der Nahrungsaufnahme vermieden werden. Der altbekannte Verdauungsschlaf nach dem Essen sorgt für Entspannung und Herzentlastung. Körperliche Anstrengungen bei Witterungsextremen, wie an sehr heißen und sehr kalten Tagen, sollten vermieden werden. Auf Kaffee und Alkohol muss nicht verzichtet werden. Diese kreislaufanregenden Genussmittel sollten jedoch in Maßen genossen werden.

Info: Bei einem beginnenden Angina-pectoris-Anfall sollte sich der Patient körperlich entlasten und sofort seine verordnete Bedarfsmedikation in Form von Kapseln oder Spray (z.B. Nitrospray oder -kapseln) einnehmen. Es ist *nicht sinnvoll* mit der Medikamenteneinnahme zu warten, bis die Schmerzintensität ein unerträgliches Maß erreicht hat. Stress führt zur Ausschüttung von Stresshormonen, es kommt reflektorisch zur Tachykardie und die Angina-pectoris-Beschwerden verstärken sich, da sich die Zeit der Diastole verkürzt.
Der Patient sollte wissen, dass er an einen Herzinfarkt denken muss, wenn sich die Schmerzintensität trotz Nitropräparaten nicht bessert → schnellstmögliche Verständigung eines Notarztes.
Empfehlung: Verordnete Bedarfsmedikation sollte immer griffbereit zu Hause oder beim Verlassen der Wohnung sein.
Glyzerolnitrat kann vor bekannten Belastungen *prophylaktisch* eingenommen werden (z.B. vor dem Treppensteigen oder beim Hinaustreten ins Freie bei kalter Witterung).

Abb. 1.3 Infoblatt. Gesundheitsberatung eines Patienten mit Angina pectoris.

dazu wollte er in der Rehabilitationsklinik machen, in die er bald nach seiner Entlassung gehen würde. Die Physiotherapeutin hatte ihm bereits angekündigt, dass er dort unter entsprechender Kontrolle auch an sportliche Aktivitäten herangeführt würde.

Schließlich erhielt er Besuch von einer Diätassistentin, die ihm sehr detailliert den Zusammenhang zwischen seiner Erkrankung und der Ernährung aufzeigte. Sie bot ihm die Zusammenarbeit an, um sein Gewicht zu reduzieren und unterbreitete ihm gleichzeitig Vorschläge, wie er seine Ernährung sinnvoll umstellen könnte, ohne dabei zu hungern. Erst nach und nach hatte er verstanden, dass abzunehmen nicht bedeutet hungern zu müssen. Die Aussicht, trotzdem viel und lange essen zu können, nur eben andere Dinge, machte ihm Mut.

Insgesamt hofft er jetzt, dass er es mit Hilfe nicht zuletzt seiner Frau schaffen wird, alle Empfehlungen und Änderungen für sein Leben umzusetzen. Vorgenommen hat er sich viel. Es muss sich zeigen, ob dieser Warnschuss Karl Mallkor genügend und rechtzeitig aufgerüttelt hat.

02

Wenn das Herz nicht mehr genügend Blut pumpen kann...

Herzinsuffizienz

Was war passiert?

Die 74-jährige Lena Wilke lebte jetzt seit 2 Jahren alleine. Nachdem ihr Mann gestorben war, hatte sie überlegt, zu ihrer Tochter zu ziehen, die knapp 70 km entfernt wohnte. Doch weil sie dort sonst niemanden kannte, blieb sie lieber in ihrer vertrauten Umgebung, einer kleinen Altbauwohnung in der 2. Etage, die sie vor 30 Jahren mit ihrem Mann und der damals noch kleinen Tochter bezogen hatte. Diese versorgte sie jetzt regelmäßig mit Lebensmitteln, denn sie hatte schon eine ganze Weile ein schwaches Herz. Die von ihrem Arzt verschriebenen Medikamente halfen ihr so weit, dass sie Dinge, die ihre Tochter vergessen hatte, noch selbst besorgen konnte. Seit 1 Jahr hatte sie einige Angina-pectoris-Anfälle gehabt, die sie mit Hilfe eines kleinen Sprühfläschchens, das sie stets bei sich trug, in den Griff bekommen hatte. Außerdem wollte sie sich auch bewegen, um so selbstständig wie irgend möglich zu bleiben, denn die Bewegung tat ihr gut.

Seit zwei Wochen ging es ihr jedoch nicht so gut. Die Stufen in die 2. Etage schaffte sie immer schlechter und nur noch mit einigen Pausen. Am Abend waren ihre Knöchel dick. Sie wusste, dass der Weg zur Hausärztin unvermeidlich war und so machte sie sich mit einem Taxi auf den Weg. Diese Strecke konnte sie bis vor kurzem noch zu Fuß bewältigen, aber jetzt fühlte sie sich dazu außer Stande.

Die Ärztin kannte Lena Wilke und ihre Situation schon seit langer Zeit. Sie wusste auch, dass bereits ihr Vater an einem Herzleiden gestorben war. Der in der Praxis gemessene Blutdruck war im Rahmen von Frau Wilkes früheren Werten zwar etwas erhöht, aber sie nahm bereits ein Blutdruckmedikament. Die Ärztin entschied sich, Frau Wilke ein Diuretikum zu verordnen, um damit sowohl den Blutdruck als auch die Vorlast des Herzens zu senken. „Aber ich muss doch ohnehin schon in der Nacht so oft aufstehen", hatte sie geklagt, als die Hausärztin ihr die

Wirkung erklärte. „Nehmen Sie das Medikament nur morgens, dann ist es in der Nacht nicht so schlimm", meinte sie freundlich, aber sie schien sich kein rechtes Bild davon machen zu können, wie sehr die Nykturie Frau Wilke beeinträchtigte und in der Nachtruhe störte.

Zu Hause merkte sie, dass durch die neuen Medikamente die Kraft wieder zunahm und die Luftprobleme zurückgingen. Sie musste zwar tagsüber häufiger zur Toilette, aber die Nykturie hatte nicht zugenommen. Auch die Knöchel waren am Abend nicht mehr so sehr geschwollen. Den Überblick über die ganzen Medikamente drohte sie jedoch allmählich zu verlieren und ihre Tochter übernahm die Aufgabe, ihr die Medikamente für eine Woche in einem Tablettenspender herzurichten. Das funktionierte meist ganz gut, aber leicht war es auch für ihre Tochter nicht.

Eines Nachmittags machte sie erneut ihre kleine Runde. Sie freute sich darauf in der Stadt ein Stück Kuchen zu essen. Doch an diesem Tag ging ihr selbst auf der geraden Strecke in der Einkaufszone die Luft aus. Sie rettete sich in ihre Stammapotheke. Der Apotheker kannte Frau Wilke seit langem und sah gleich, dass es ihr nicht gut ging. Sie ging noch langsamer als sonst, schien nach Luft zu ringen und wirkte beinahe etwas desorientiert. Offenbar brauchte sie auch einen Moment, um ihn zu erkennen. Er bat die anderen Kunden, einen Moment zu warten, während er sie mit in sein Hinterzimmer nahm. Dort kontrollierte er ihren Blutdruck, der mit 210/110 mmHg gefährlich hoch war. Er verabreichte ihr das Nitroglyzerinspray, das sie immer bei sich trug, worauf sie sich etwas erholte. Doch sah er keinen anderen Ausweg, als den Notarzt zu rufen, der Frau Wilke sofort ins Krankenhaus mitnahm.

Situationseinschätzung

Wie schätzen Sie die Situation spontan ein? Was ist Ihnen besonders aufgefallen?

Welche pflegerelevanten Fragen stellen Sie sich?

Wie erklären Sie sich, dass es zu diesem Krankheitsbild kommen konnte?

Welche Symptome und Pflegephänomene waren bei diesem Patienten zu beobachten?

Was denken Sie, wie diesem Patienten medizinisch und pflegerisch geholfen werden kann?

Was sagte die Ärztin?

Sowohl die Notärztin als auch die Assistenzärztin in der Aufnahme des Krankenhauses erkannten nicht zuletzt wegen der Vorgeschichte sehr rasch, dass die mühsam mit Medikamenten kompensierte Herzinsuffizienz von Frau Wilke aus dem Ruder gelaufen war. Obwohl der Blutdruck nach der Nitro-Gabe gesenkt werden konnte, waren die anderen Symptome wie Zyanose und Dyspnoe noch offensichtlich. Bei der Auskultation hörte man über die Lunge deutliche Rasselgeräusche.

Frau Wilke musste im Krankenhaus bleiben und die Ärztin erklärte ihr, dass eine Neueinstellung ihrer Medikation unter Beobachtung erforderlich sei.

Wie konnte es dazu kommen?

Anatomische und physiologische Grundlagen

Das Herz wird meist als eine Pumpe empfunden. Tatsächlich sind es jedoch aus funktioneller Sicht zwei Pumpen, die zwei verschiedene Kreisläufe antreiben *(Abb. 2.1)*. Die linke Herzkammer pumpt das Blut in den Körperkreislauf und versorgt somit alle Organe und auch sich selbst mit sauerstoffreichem Blut. Die rechte Kammer pumpt das sauerstoffarme Blut von den Organen zur Lunge, wo es wieder mit Sauerstoff angereichert wird. Bei einer Lebenserwartung von 75 Jahren und einer durchschnittlichen Frequenz von 80/min kommen so 3 Milliarden Herzkontraktionen zustande. Eine solche Schwerstarbeit hat jedoch ihren Preis, denn auch das Herz wird nach und nach ein wenig schwächer. Trotzdem kann es unter günstigen Bedingungen auch noch viel mehr als diese 3 Milliarden Schläge leisten.

Wenn das Schlagen aus verschiedenen Gründen erschwert wird, verfügt der Körper über einige Möglichkeiten, um diese Schwäche des Herzens bis zu einem gewissen Grad zu kompensieren. Man spricht dann von einer **kompensierten Herzinsuffizienz**:
- der Herzmuskel kann sich verdicken, um stärker zu werden (Herzmuskelhypertrophie),
- das Herz kann schneller schlagen, um die geringere Auswurfleistung durch häufigeres Schlagen auszugleichen,
- der Tonus der Gefäße im Körper kann sich erhöhen, so dass weniger Blut erforderlich ist und die Auswurfleistung wieder ausreicht,
- das Renin-Angiotensin-Aldosteron-System wird aktiviert.

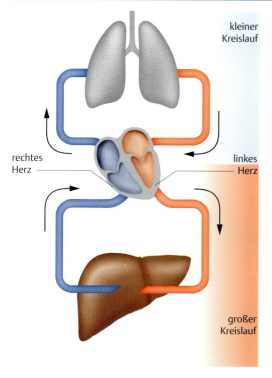

Abb. 2.1 *Herz-Kreislauf.* Das rechte Herz pumpt Blut zur Lunge, das linke Herz zu den übrigen Organen.

Krankheitsentstehung

Die Herzinsuffizienz oder Herzmuskelschwäche bezeichnet das Unvermögen des Herzens, das für den Körper erforderliche Blutvolumen umzusetzen. Es ist keine Krankheit für sich, sondern stets die Folge von anderen Erkrankungen des Herz-Kreislauf-Systems. Es kann die rechte oder linke Herzkammer oder auch das ganze Herz betroffen sein. Man spricht dann von einer Rechtsherzinsuffizienz, einer Linksherzinsuffizienz oder einer globalen Insuffizienz. Eine wichtige Ursache ist ein zu hoher Druck in dem der jeweiligen Herzkammer nachgeschalteten System, also im Lungenkreislauf bei Rechtsherzinsuffizienz und im arteriellen System des Körperkreislaufes bei Linksherzinsuffizienz.

Ursachen einer Linksherzinsuffizienz sind neben der arteriellen Hypertonie:
- die koronare Herzkrankheit, dabei wird der Herzmuskel nicht mehr ausreichend mit Blut versorgt,
- ein Herzinfarkt, durch den u. U. Muskelgewebe abstirbt, weshalb das Herz dann nicht mehr mit voller Leistung schlagen kann,
- Rhythmusstörungen, welche die Auswurfleistung des Herzens beeinträchtigen,
- fehlerhafte Herzklappen, die den Rhythmus von Füllung und Entleerung behindern.

Ursachen einer Rechtsherzinsuffizienz sind vor allem chronische Lungenerkrankungen, wie z. B. Asthma bronchiale, oder Herzklappenfehler wie die Pulmonalstenose oder eine Trikuspidalinsuffizienz. Natürlich ist auch eine chronische Linksherzinsuffizienz über den Rückstau in die Lunge und das rechte Herz eine typische Ursache der Rechtsherzinsuffizienz, was dann in die globale Insuffizienz mündet.

In beiden Fällen muss der Herzmuskel ständig gegen den erhöhten Druck ankämpfen. Irgendwann ist das Herz erschöpft und überfordert. Die Menge des bei einer Kontraktion des Herzens nicht mehr ausgeworfenen Blutes erhöht sich, das Blut, das nachströmen kann, wird dadurch weniger, weil ja in der Kammer nach der Kontraktion durch das Restblut weniger Platz ist. Es kommt zu einem Rückstau.

Symptome

Ist die linke Herzkammer betroffen, staut sich das Blut in den Lungenkreislauf und die Lunge zurück. Der erhöhte Druck in den Gefäßen führt zu einer vermehrten Filtration des Blutwassers aus dem Kapillarbett in die Alveolen. In der Lunge sammelt sich Wasser an, ein Lungenödem ist entstanden. Für den Patienten bedeutet dies u. a. Belastungsdyspnoe *(Abb. 2.2)* oder sogar Ruhedyspnoe mit entsprechender Lippenzyanose und Hustenreiz (Asthma cardiale). Auch eine Orthopnoe ist typisch, d. h. Luftnot in liegender Position, die sich beim Aufsitzen bessert.

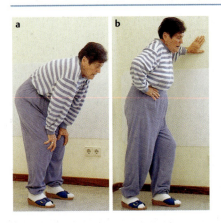

Abb. 2.2 Belastungsdyspnoe. Diese Patientin stützt sich ab, um besser Luft zu bekommen.

Bei einer Schwäche der rechten Kammer staut sich das Blut ins venöse System zurück. Diese Stauung wirkt sich zunächst auf das gastrointestinale System aus und führt zu Appetitlosigkeit, Völlegefühl, Übelkeit und Obstipation. Auch kommt es zu einer vermehrten Filtration von Blutwasser ins Gewebe. Knöchel- und Unterschenkelödeme sind die typische Folge. Am Kopf stauen sich die Halsvenen, die Lippen und das Gesicht werden zyanotisch. Leber und Milz sind durch den Rückstau vergrößert.

In beiden Fällen kommt es zur Nykturie. Das Herz ist nachts wegen der Bettruhe entlastet. Die Nieren werden verstärkt durchblutet, so dass die tagsüber angesammelten Ödeme besser ausgeschwemmt werden können. Außerdem fordert die verringerte Herzleistung ihren Tribut. Der Patient fühlt sich müde und schwach, weil die Atmung anstrengender und gleichzeitig die Muskulatur schlechter durchblutet wird.

Fall: Frau Wilke hatte wegen ihrer Herz-Kreislauf-Probleme zahlreiche Medikamente einnehmen müssen. Dabei war es auch nicht auszuschließen, dass sie eine Dosis eines Medikaments versehentlich erhöht oder im Gegenteil ausgelassen hatte. Das konnte das komplizierte Gleichgewicht der Medikamente stören. Vielleicht ist die Medikation aber auch insgesamt der Krankheit nicht mehr angemessen gewesen. Somit war nun eine Neueinstellung unter klinischen Bedingungen erforderlich.

Welche weitere Diagnostik wurde durchgeführt?

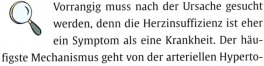

Vorrangig muss nach der Ursache gesucht werden, denn die Herzinsuffizienz ist eher ein Symptom als eine Krankheit. Der häufigste Mechanismus geht von der arteriellen Hypertonie aus, in deren Folge sich eine koronare Herzkrankheit entwickelt, welche dann (mit oder ohne Infarktgeschehen) zu einer Herzinsuffizienz führen kann. Da die Prognose aber im Wesentlichen von der Behandlung der Grunderkrankung abhängt, muss eine genaue Ursachensuche betrieben werden. Wichtig sind dabei eine gründliche körperliche Untersuchung, eine ausführliche Anamnese sowie allgemeine Laboruntersuchungen.

Zur Untersuchung von Herz und Lunge kommen Thoraxröntgen, Ruhe- und Belastungs-EKG, Lungenfunktionsprüfungen, BGA, Ultraschalluntersuchung des Herzens aber auch der Abdominalorgane und evtl. auch eine Herzkatheteruntersuchung in Betracht.

Wie kann geholfen werden?

 Die Behandlung der Grunderkrankung spielt die wichtigste Rolle. Im Falle der Hypertonie erfolgt eine medikamentöse Einstellung des Blutdrucks. Bei einer ursächlichen Herzklappenfehlfunktion kommt eine Operation infrage. Darüber hinaus ist die medikamentöse Behandlung die Therapie der Wahl bei Herzinsuffizienz. Es gibt verschiedene Wege, dem Problem der schwächeren Herzleistung zu begegnen:

- die sog. ACE-Hemmer führen im arteriellen und im venösen System zu einer Gefäßweitstellung (Vasodilatation). Dadurch werden die sog. Vor- und die Nachlast des Herzens gesenkt,
- die Nitrate erweitern die Herzkranzgefäße und besonders auch die periphervenösen Gefäße. Auch hier kommt es also zur Vorlastsenkung (und zu einer gewissen Nachlastsenkung), wodurch die Pumparbeit des Herzens erleichtert wird,
- Ca-Antagonisten bewirken eine Gefäßerweiterung besonders im arteriellen System, also eine Nachlastsenkung,
- Diuretika erhöhen die Ausscheidung von Wasser und NaCl und bewirken dadurch besonders eine Senkung der Vorlast. Die Lungenstauung und die Ödeme bilden sich zurück,
- Digitalispräparate wie Digoxin (z. B. Lanitop) oder Digitoxin (z. B. Digimerck) vermögen die Herzkraft selbst, die Kontraktilität, zu steigern,
- Betablocker, wie z. B. Bisoprolol oder Metoprolol, dämpfen die Sympathikusaktivität und verringern den Sauerstoffverbrauchs des Herzmuskels.

Merke. Nitroglyzerin ist das Notfallmedikament bei akuter Linksherzinsuffizienz mit Lungenstauung (z. B. Nitrolingual). Sublingual (als Spray oder Zerbeißkapsel verabreicht) wird es gleich über die Schleimhaut resorbiert und verschafft innerhalb von 1–5 Min. für etwa 30 Min. Erleichterung. Die früher so verbreiteten Kalziumatagonisten wie Nifedipin (z. B. Adalat als Zerbeißkapsel oder als aufgestochene Kapsel unter die Zunge gegeben) werden heute im Notfall nicht mehr empfohlen, da sie zu

einem überschießenden Blutdruckabfall mit der Gefahr von ischämischen Schädigungen führen können.

Was tut die Pflege bei Herzinsuffizienz?

 Die Überwachung der Kreislaufsituation und evtl. Medikamentennebenwirkungen steht im Vordergrund der Pflege. Dazu gehört die Überwachung von Atmung, Blutdruck, Puls, Flüssigkeitsbilanz, evtl. die ZVD- Messung und die Bewusstseinskontrolle. Bei den ATLs bedarf der Patient der Unterstützung, da seine Leistungsgrenze bald erreicht ist und das dekompensierte Herz vor größeren Anforderungen bewahrt werden soll. Der alles entscheidende Parameter bei der Überwachung ist die Atmung. Die beginnende Dyspnoe zeigt das Erreichen der Leistungsgrenze an.

Zu Beginn einer Therapie mit ACE-Hemmern kann es zu einem starken Blutdruckabfall kommen. Deshalb wird die Dosis nur sehr langsam gesteigert bis zur optimal verträglichen und wirksamen Dosis. Die Wirksamkeit bei der Herzinsuffizienz kann oft erst nach 1–2 Monaten wirklich beurteilt werden.

Bei der Gabe von Diuretika zur Ausschwemmung von Ödemen muss der Patient zu Beginn täglich gewogen werden, um den Flüssigkeitsverlust unter Kontrolle zu halten. Er sollte nicht mehr als 1 kg pro Tag betragen. Gleichzeitig erhöht sich durch den Flüssigkeitsentzug das Thromboserisiko, gerade bei bettlägerigen Patienten. Deshalb ist auch eine Low-dose-Heparinisierung angebracht.

Digitalispräparate haben eine sehr geringe therapeutische Breite, d. h. damit sie ausschließlich ihre erwünschte Wirkung entfalten, müssen diese Medikamente sehr sorgfältig und sehr genau eingenommen werden. Die Nebenwirkungen können Übelkeit, Durchfälle, visuelle Störungen und auch Herzrhythmusstörungen sein. Dies kann gerade bei den am

Herzen vorgeschädigten Patienten sehr gefährlich werden, weshalb die sorgfältige Medikation und die engmaschige Kontrolle der Patienten wichtig ist. Die Nebenwirkungen und Vergiftungserscheinungen treten nicht nur auf, wenn das Medikament überdosiert wurde. Auch bei bislang tolerierter und wirkungsvoller Dosierung kann es etwa durch eine plötzlich eingeschränkte Nierenfunktion oder eine Wechselwirkung mit anderen Medikamenten dazu kommen.

Bei der Herzinsuffizienz ist auch der Einsatz von Betablockern ein zweischneidiges Schwert. Beim richtigen Patienten in der richtigen Dosierung haben diese Wirkstoffe einen festen Platz in der medikamentösen Kombinationsbehandlung. Sie können bei Überdosierung aber auch die Herzinsuffizienz verschlechtern. Deshalb muss der Patient auch beim Einsatz dieser Wirkstoffe gut beobachtet werden, besonders im Hinblick auf eine Bradykardie.

Eine Ernährungsberatung im Sinne einer reduzierten Kochsalzaufnahme und einer mediterranen Kost sollte erfolgen. Zur Entlastung werden die Mahlzeiten auf viele kleine Portionen verteilt. Bei Einnahme von Diuretika, die Kalium ausschwemmen, sollte gleichzeitig auf eine kaliumreiche Kost geachtet werden.

Weitere Pflege- bzw. Therapiemaßnahmen sind:
- zur Entlastung des Herzens sowie zur Verbesserung der Atmung auch im Sinne einer Pneumonieprophylaxe erfolgt eine Herzbettlagerung,
- bei Ansammlungen von Sekret und bedingt auch bei Flüssigkeit in der Lunge hat sich das produktive Hüsteln bewährt, bei Atemnot setzt man die dosierte Lippenbremse ein,
- die Durchführung einer ASE kann bei Luftnot bzw. einer Tachypnoe hilfreich sein,
- selbstverständlich braucht der Patient bei Atemnot auch eine seelische Betreuung, da er in akuten Situationen wie bei einem Lungenödem Todesängste aussteht,
- durch ständige Mundatmung, eine evtl. notwendige Sauerstoffgabe und die Flüssigkeitsrestriktion kann es zum Austrocknen der Mundschleimhaut kom-

men. Eine entsprechende Mundpflege wird daher notwendig.
- aufgrund der Ödeme in den Beinen besteht eine erhöhte Dekubitusgefahr besonders an den Fersen. Hier bedarf es einer guten Pflege sowie Lagerung. Auf nicht einschnürende Kleidung wie Strümpfe, Unterwäsche sollte geachtet werden,
- da durch die Ödeme die Haut der Patienten an den Beinen oft sehr trocken ist, sollte diese mit einer Öl-in-Wasser-Lotion gepflegt werden,
- bei der Unterstützung der Körperpflege gilt die beschwerdefreie Atmung als Gradmesser für die Belastung,
- wegen der Nykturie sollte darauf geachtet werden, dass der Patient tagsüber Gelegenheit zum Ruhen hat.

Was muss der Patient außerdem noch wissen?

Das komplizierte und vielschichtige System der Medikamente muss dem Patienten erläutert werden (Abb. 2.3). Die Bedeutung der regelmäßigen und korrekten Einnahme sowie die Konsequenzen des Weglassens sollten dem Patienten vor der Entlassung klar geworden sein. Es muss deutlich sein, dass z. B. nicht das Vergessen der Morgentablette durch eine doppelte Abenddosis ausgeglichen werden darf.

Fall: Nach 3 Wochen ist Frau Wilke endlich wieder so weit eingestellt, dass Sie nach Hause kann. Alle Beteiligten sind froh, dass der lange Klinikaufenthalt zu keiner der gefürchteten Komplikationen wie Pneumonie oder Thrombose geführt hat, die für sie rasch akut lebensbedrohlich hätten werden können. Man ist jedoch gemeinsam zu der Einschätzung gelangt, dass Frau Wilke sich nicht mehr vollständig alleine versorgen kann. Die Besorgungen, die ihre Tochter 2–3-mal wöchentlich für sie macht, reichen nicht aus. Als Pflegebedarf wird eine Unterstützung bei den ATLs waschen und kleiden vorgeschlagen, weshalb sie von nun an jeden Morgen von einem ambulanten Pflegedienst besucht werden wird. Für die Hauptmahlzeit ist ein fahrbarer Mittagstisch organisiert worden.

Grundsätzlich gilt: Kehrt der Patient in seine häusliche Umgebung zurück, müssen anhand des individuellen Pflegebedarfs die sozialen Unterstützungs-möglichkeiten durch das familiäre System analysiert und ggf. ambulante Pflegedienste bzw. Haushaltshilfen eingeschaltet werden.

Ziel: Der Patient bzw. seine Bezugspersonen sind über wichtige Verhaltensregeln informiert, mit deren Hilfe die täglichen Aktivitäten erleichtert, Inaktivitätsschäden verhindert und die Lebensqualität verbessert werden kann.

Wissen über Erkrankung und medikamentöse Therapie	Beachtungspunkte bei der Ausscheidung	Kräfteschonende Aktivitäten	Beachtungspunkte bei der Ernährung
• Ist der Patient über Zeitpunkt, Dosierung und Zweck der verordneten Medikamente informiert? • Kennt er die Krankheitszeichen, die auf eine Verschlechterung seiner kardialen Situation hinweisen könnten?	• Nimmt der Patient Diuretika ein? Wie oft muss er zur Toilette? • Wird die Toilette rechtzeitig erreicht oder kommt es zu vorzeitigem Urinverlust? • Leidet der Patient unter Obstipation?	• Können Aktivitätsphasen und Erschöpfungszustände nach Tageszeiten identifiziert werden? • Ist der Patient über kräftesparende Hilfsmittel informiert?	• Leidet der Patient unter Appetitmangel, Übelkeit und Völlegefühl? • Ist der Patient untergewichtig (kardiale Kachexie) bzw. übergewichtig? • Wie hoch ist der Salzkonsum des Patienten?

Info: Die regelmäßige Einnahme aller verordneten Medikamente ist lebensnotwendig. Ohne Rücksprache mit dem Arzt sollten keine Medikamente weggelassen werden. Eine Veränderung in der Belastbarkeit, nächtliche Atemnotanfälle und Zunahme von Ödemen können auf eine kardiale Verschlechterung hinweisen und müssen dem behandelnden Arzt mitgeteilt werden.
Empfehlung: Patient über Wichtigkeit der regelmäßigen Medikamenteneinnahme und über Krankheitszeichen informieren.
Bei Gedächtnisstörungen kann es hilfreich sein, eine spezielle Tablettendosette zu verwenden, bei der die Medikamente über eine Woche über den Tag verteilt gerichtet werden → Einnahmekontrolle für Patienten und Betreuungspersonen. Eine tägliche Gewichtskontrolle und Dokumentation kann sinnvoll sein. Eine kontinuierliche Gewichtszunahme von 1,5 kg am Tag oder 2,5 kg innerhalb einer Woche sollten dem Arzt mitgeteilt werden.

Info: Die Einnahme von Diuretika kann aufgrund des häufigen Urindrangs als sehr belastend empfunden werden. Vor allem, wenn die Mobilität durch die Herzinsuffizienz oder eine andere Grunderkrankung eingeschränkt ist. Diese Situation veranlasst manche Patienten, die Trinkmenge zu reduzieren und/oder die Diuretika wegzulassen. Bei gastrointestinalen Stauungssymptomen kann es zu Einschränkungen der Darmfunktion (Obstipation) mit Meteorismus kommen.
Empfehlung: Der Patient muss über die Folgen des Absetzens der Diuretika aufgeklärt werden. Um die Nierenfunktion aufrechtzuerhalten, sollte die abgesprochene Trinkmenge eingehalten werden. Bei Blasenschwäche → spezielle Inkontinenzeinlagen als Wäscheschutz. Bei eingeschränkter Mobilität und häufigen nächtlichen Toilettengängen → Toilettenstuhl in Bettnähe. Evtl. medikamentöse Obstipationsprophylaxe.

Info: Generell sollten Aktivitäten mit hohem Kraftaufwand gemieden bzw. in Erschöpfungssituationen unterlassen werden → Erholungspausen gezielt einplanen. Das Heben von schweren Gegenständen (nicht mehr als 5–10 kg) sollte zur Herzentlastung vermieden werden.
Empfehlung: Führen eines „Belastungsprotokolls". Hierbei werden Aktivitäts- und Erschöpfungsphasen zeitlich festgehalten – identifiziert und ggf. gezielter über den Tag verteilt. Information über kräftesparende Hilfsmittel:
• Installation von Haltegriffen im Badezimmer oder an disponierten Stellen
• Aufstellen von Stühlen an strategischen Stellen in der Wohnung für Ruhepausen → erhöhter Toilettensitz
• Einkaufstasche auf Rädern, u.a.

Info: Gastrointestinale Störungen sind aufgrund der Pfortaderstauung nicht selten. Bei übergewichtigen Patienten kann eine Gewichtsreduktion herzentlastend wirken. Bei Ödembildung kann eine Salzreduktion die Ödemausschwemmung unterstützen.
Empfehlung:
• mehrere kleine Mahlzeiten über den Tag verteilt
• eiweiß- und kohlenhydratreiche Kost bevorzugen – fettreiche, schwer verdauliche sowie blähende Speisen meiden
• bei Untergewicht Kaloriengehalt der Nahrungsmittel beachten
• bei Übergewicht kalorienarme Mischkost
• bei Neigung zur Ödembildung kochsalzreduzierte Kost (6 g pro Tag)
• festgelegte Trinkmengenempfehlung einhalten.

Abb. 2.3 Infoblatt. Entlassungsberatung eines Patienten mit Herzinsuffizienz.

03

Wenn das Herz aus dem Rhythmus kommt...

Herzrhythmusstörungen

Was war passiert?

Die 67-jährige Anna-Victoria Block hatte trotz ihrer bekannten Herzprobleme bisher die kleine Ferienwohnung, die sie und ihr Mann vermieteten, noch immer selbst versorgen können. Für die Herzprobleme war wahrscheinlich ihr jahrelang erhöhter Blutdruck verantwortlich, den sie aber mit einem Medikament inzwischen zur Zufriedenheit ihres Hausarztes hatte senken können. Ihr Mann war nach seinem leichten Schlaganfall gottlob nicht pflegebedürftig geworden, doch beim Säubern der Ferienwohnung, je nach Saison ein- oder zweimal in der Woche, konnte er kaum noch helfen. Trotz ihrer gelegentlichen Angina-pectoris-Anfälle, kam sie mit der eigentlich recht anstrengenden Arbeit gut zurecht. Sie machte alles nur etwas langsamer als früher, schließlich hatte sie auch die Zeit dazu, und es machte ihr immer noch Spaß, neue Gäste kennen zu lernen. Vorbeugend hatte der Arzt ihr neben dem Nitrospray für die Anfälle auch niedrig dosierte Acetylsalicylsäure (100 mg/Tag) verordnet, wodurch das Blut flüssiger bleibt und einer Thrombose ihrer Herzkranzgefäße vorgebeugt werden sollte.

Doch dann kam sie plötzlich die Treppe zu der Ferienwohnung kaum hinauf. Ihr Herz raste und klopfte, so dass sie sich auf der Treppe hinsetzen musste. Es schien in ihrer Brust regelrecht zu stolpern und auch einmal kurz auszusetzen. Sie bekam Angst, dass sie jetzt vielleicht den stets wie ein Damoklesschwert über ihr hängenden Herzinfarkt erleiden würde, doch blieben die Angina-pectoris-Schmerzen aus. Dann empfand sie einen unbändigen Harndrang und musste sehr viel Wasser lassen. Anschließend ging es ihr viel besser, auch wenn sie sich müde fühlte und sich eine Weile schlafen legte. Sie konnte sich keinen genauen Reim darauf machen, aber weil sie keine Schmerzen verspürt hatte, suchte sie nach anderen Erklärungen für dieses Ereignis. Als es am nächsten Tag wieder passierte, fuhr sie gleich danach mit einem Taxi zu ihrem Arzt.

Situationseinschätzung

Wie schätzen Sie die Situation spontan ein? Was ist Ihnen besonders aufgefallen?

_____

_____

_____

_____

_____

_____

Welche pflegerelevanten Fragen stellen Sie sich?

_____

_____

_____

_____

Wie erklären Sie sich, dass es zu diesem Krankheitsbild kommen konnte?

_____

_____

_____

_____

Welche Symptome und Pflegephänomene waren bei diesem Patienten zu beobachten?

_____

_____

_____

_____

Was denken Sie, wie diesem Patienten medizinisch und pflegerisch geholfen werden kann?

_____

_____

_____

_____

Was sagte der Arzt?

 Der Arzt nahm Frau Block bevorzugt dran, weil die Helferinnen erkannt hatten, dass es ihr nicht so gut ging. Er fühlte zunächst ihren Puls, der mit 132 recht hoch war und spürbar arrhythmisch, was eine genaue Frequenzbestimmung eigentlich unmöglich machte. Frau Block klagte aber nicht über Angina-pectoris-Beschwerden, die sie ja kannte. Ihre Knöchel waren leicht geschwollen und sie wirkte etwas kurzatmig.

Als der Arzt ein EKG ableiten ließ, fehlten die P-Wellen, welche eine regelrechte Vorhoferregung anzeigen. Die R-R-Intervalle traten mit der auch schon am Puls erfühlten hohen Frequenz auf, jedoch waren sie sehr unregelmäßig, was für eine entsprechend unregelmäßige Überleitung der Vorhoferregung auf die Herzkammern sprach. Wegen der drohenden Gefahr einer Bildung von Thromben in den Herzvorhöfen und nachfolgender Embolie besonders imns Gehirn, injizierte er ihr eine Dosis Heparin, bevor er sie ins Krankenhaus einwies.

Wie konnte es dazu kommen?

Anatomische und physiologische Grundlagen

Damit das Herz seine Aufgabe erfüllen kann, muss es ein Leben lang in einem mehr oder weniger gleich bleibendem Rhythmus kontrahieren und erschlaffen. Nur dadurch ist gewährleistet, dass es sich auch wieder füllen kann, bevor es sich kontrahiert, um damit wieder Blut in die Lunge oder den Körperkreislauf auszuwerfen. Damit dies gelingt, ist ein koordinierter Ablauf erforderlich, den das Herz mit seinem eigenen Reizleitungssystem ermöglicht. Es handelt sich dabei um spezialisierte Muskelzellen, in denen der Reiz entsteht und auch fortgeleitet wird. Jede dieser Zellen kann im Grunde der Ursprung einer Erregung sein. Die Beschleunigung oder Verlangsamung, welche das Herz über das autonome Nervensystem erfährt und z. B. Erregungs- der Entspannungszustände der Psyche widerspiegelt, ist lediglich eine Modulation der Herzfrequenz. Erzeugt wird die Erregung, die zur Kontraktion führt, im Herzen selbst.

Die dafür verantwortlichen Zellen weisen ein instabiles Membranpotenzial auf, das besonders vom Ein- und Ausstrom von Kalium abhängt und depolarisieren in bestimmten Rhythmen. Die Struktur mit der höchsten Frequenz bestimmt als Schrittmacher die Strukturen mit niederer Frequenz. Fällt die erstgenannte aus, übernimmt die Struktur mit der nächst niedrigeren Frequenz die Rolle des Schrittmachers. Die wichtigsten Erregungsbildungszentren sind:
– der Sinusknoten (60–100 Entladungen/min),
– der AV-Knoten (ca. 40 Entladungen/min),
– das His-Bündel,
– die Purkinje-Fasern.

Die im Sinusknoten entstandene Erregung wird über die Vorhofmuskulatur zum AV-Knoten geleitet. Der AV-Knoten tritt durch das Herzskelett und überträgt die Erregung an das His-Bündel. Dabei wirkt er als Frequenzsieb und Verzögerer. Von dort läuft die Erregung in die linke Herzhälfte und über die Purkinje-Fasern zur Herzspitze. Erreicht die Erregung die Herzmuskelfasern, wird an deren Membran ein Aktionspotenzial ausgelöst *(Abb. 3.1)*. Die Erregung wird dann von einer Arbeitsmuskelzelle zur anderen weitergeleitet und es kommt zur Kontraktion.

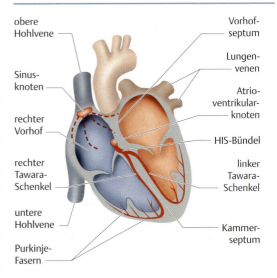

Abb. 3.1 Erregungsleitung am Herzen. Die Erregung beginnt normalerweise im Sinusknoten an der Oberseite des rechten Vorhofs.

Krankheitsentstehung

Es gibt eine Vielzahl von Störungen, die den Herzrhythmus betreffen. Manche sind überaus harmlos, andere akut lebensbedrohlich. Bei den Ursachen unterscheidet man zwischen kardialen und extrakardialen Ursachen. Zu den kardialen Ursachen zählen praktisch alle Herzerkrankungen. Leicht vorstellbar ist es bei der KHK, wenn eine Durchblutungsstörung auch die Zellen des Reizleitungssystems betrifft und diese ihre Aufgabe nicht mehr regelrecht erfüllen können. Andere extrakardiale Ursachen sind etwa Medikamentennebenwirkungen oder hormonelle Störungen. Manche Herzrhythmusstörung entsteht ohne dass dafür eine Ursache gefunden wird.

Eine der häufigsten Herzrhythmusstörungen ist das Vorhofflimmern mit Tachyarrhythmia absoluta. Dabei kontrahiert der Vorhof mit einer Frequenz von 350–600/min. Bei dieser Geschwindigkeit kann keine nennenswerte Menge Blut mehr aktiv in die Kammer gepumpt werden und das Herzzeitvolumen sinkt. Dank der Filterfunktion des AV-Knotens werden nur wenige Erregungen auf die Ventrikel übertragen, allerdings erfolgt die Überleitung der Vorhofkontraktionen auf die Herzkammern völlig unregelmäßig (Tachyarrhythmia absoluta). Eine so hohe Frequenz der Kammern, also ein Kammerflimmern, wäre tödlich, weil es funktionell einem Herz-Kreislauf-Stillstand entspricht und kein Blut mehr ausgeworfen werden kann.

Das plötzliche Vorhofflimmern bedeutet also eine Abnahme der Herzleistung, eine Herzinsuffizienz. Durch eine Aktivierung des Sympathikus steuert der Körper dem entgegen. Die Kontraktionskraft der Herzmuskelzelle hängt von der Menge des einströmenden Kalziums ab. Der Sympathikus erhöht die Öffnungswahrscheinlichkeit der Kalziumkanäle in der Membran und steigert somit die Herzkraft. Der Parasympathikus wirkt entgegengesetzt. Außerdem wird durch Vorhof- oder Kammerdehnung das kardiale Gewebshormon ausgeschüttet (atriales antriuretisches Peptid; ANP), das vor allem beim sporadischen Auftreten dieser Absenkung der Herzleistung zur Vasodilatation und Diurese führt. Dies ist also für ein insuffizientes Herz

vorteilhaft, weil das Volumen und damit die zu pumpende Last verringert wird.

Die Ursache des Vorhofflimmerns lässt sich häufig nicht einmal mehr vermuten (idiopathisches Vorhofflimmern). Eine wichtige Komplikation ist die Bildung von Thromben im Vorhof, weil das Blut nicht mehr richtig vorangetrieben wird. Erfahrungsgemäß ist hier das Embolierisiko bei anhaltendem Vorhofflimmern für den großen Kreislauf größer als für den kleinen (Lungenembolie).

Man könnte sich vorstellen, dass ein Vorhofflattern weniger gefährlich sei, als ein Vorhofflimmern, da die Frequenz bei letzterem ja noch höher ist. Allerdings gibt es beim Vorhofflattern noch die Möglichkeit einer regelmäßigen Überleitung, die beim Vorhofflimmern praktisch nicht mehr gegeben ist. Meist liegt diese nur bei jeder 2. oder 3. Erregung. Es kann jedoch hier auch noch zu einer 1:1 Überleitung kommen, bei der dann auch die Kammer sich mit einer Frequenz von 250–350/min kontrahiert. Dies ist akut lebensbedrohend, weil damit der Kreislauf praktisch stillsteht. Die Kammer hat nicht genügend Zeit, sich zu füllen und kann somit bei der schon wieder folgenden Kontraktion nichts auswerfen.

Merke. Die Erregung, die zur Herzkontraktion führt, entsteht im Herzen selbst. Verschiedene hierarchisch geordnete Zentren übernehmen diese Aufgabe. Wenn Zellen außerhalb dieses Systems Erregungen erzeugen, hat man einen ektopen Erregungsherd, der das Herz aus dem Rhythmus bringt.

Welche Herzrhythmusstörungen gibt es?

Die Einordnung der Herzrhythmusstörungen mag auf den ersten Blick verwirrend und kompliziert erscheinen, doch merkt man schnell, dass hinter der Störung und der Namensgebung eine relativ klare Logik steckt. Einmal verstanden, bekommt man bald ein klares Bild von den möglichen Störungen und ihren Bedeutungen.

Man unterscheidet grob Reizbildungsstörungen und Reizleitungsstörungen. Bei den **Reizbildungsstörungen** liegt die Ursache in den Reizbildungszentren. Störungen, die vom Sinusknoten ausgehen:

– Sinusarrhythmie,

– Sinusbradykardie (< 60/min),

– Sinustachykardie (> 100/min),

– Sick- Sinus- Syndrom.

Störungen, die außerhalb des Sinusknotens entstehen:

– supraventrikulär oder im AV-Knoten,

– einspringen eines untergeordneten Erregungszentrums bei schwacher Sinusknotenaktivität (passive Heterotopie),

– Extrasystolen, die auf einer zusätzlichen Erregung im Myokard beruhen und Extrarrhythmen, die schneller als der Sinus-Rhythmus sind: supraventrikuläre Tachykardie, Vorhofflattern (250–350/min) und –flimmern (350–600/min), Kammertachykardie, Kammerflattern (250–350/min) und –flimmern (350–600/min) (aktive Heterotopie).

Bei den **Reizleitungsstörungen** liegt die Ursache in der gestörten Weiterleitung der Erregung auf verschiedenen Ebenen der Reizleitung (Block):

– sinuatrialer Block (SA-Block) betrifft die Überleitung vom Sinusknoten auf den AV-Knoten,

– atrioventrikulärer Block (AV-Block) betrifft die Überleitung vom Vorhof (Atrium) auf die Kammer (Ventrikel),

– intraventrikulärer Block oder Schenkelblock betrifft die Weiterleitung über den linken oder rechten Tawara-Schenkel.

– die PQ- Strecke entspricht der Überleitungszeit,

– der QRS- Komplex entspricht der Ausbreitung der Kammererregung,

– die T- Welle entspricht der Repolarisation der Kammermuskulatur.

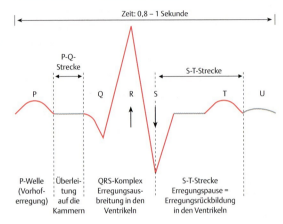

Abb. 3.2 Elektrokardiogramm. Herzzyklus im normalen EKG.

Da viele Rhythmusstörungen eben sehr unregelmäßig auftreten, wird neben dem Ruhe-EKG auch sehr oft ein Langzeit-EKG abgeleitet, um die arrhythmischen Episoden aufzeichnen und diagnostisch auswerten zu können. Auch ein Belastungs-EKG wird häufig angesetzt, um zu sehen, ob die Störungen sich bei Belastung eher oder verstärkt zeigen, was für die Diagnose und auch für die Therapie und Prognose bedeutsam ist. Allerdings gilt dafür eine Reihe von Kontraindikationen.

Welche weitere Diagnostik wurde durchgeführt?

Das Schlüsselinstrument in der Diagnostik der Herzrhythmusstörungen ist das EKG, das sehr genau die elektrischen Phänomene am Herzen sichtbar macht.

Kurvenverlauf des EKGs (Abb. 3.2):

– die P- Welle entspricht der Vorhoferregung,

Wie kann geholfen werden?

Es gibt zahlreiche Medikamente, welche die Reizleitung des Herzens auf verschiedenste Weise beeinflussen. Es erfordert deshalb eine sehr gute Mitarbeit des Patienten und einer sehr genauen Bestimmung der Herzleitungsstörung, damit ein erfahrener Mediziner den richtigen Wirkstoff oder die richtige Wirkstoffkombination in der richtigen Dosierung herausfindet. Nicht selten dauert es auch eine ganze Weile, bis nach mehreren Versuchen eine geeignete Medikation für den jeweiligen Patienten gefunden ist.

Problematisch ist z. B., dass die meisten Antiarrhythmika die Kontraktionskraft des Herzens schwächen. Da oft Herzerkrankungen und Herzschwächen für die Herzrhythmusstörung verantwortlich sind, kann eine zusätzliche Schwächung der Herzkraft eine bis dahin noch stabile Herzinsuffizienz dekompensieren lassen. Ein weiteres großes Problem ist, dass diese Substanzen selbst zu lebensbedrohlichen Rhythmusstörungen führen können. Welche Patienten davon betroffen sind, lässt sich im Vorfeld kaum abschätzen.

Ein weiterer therapeutischer Weg ist die Elektrotherapie. Zu ihr zählt die Schrittmachertherapie, die externe Elektrokardioversion und Defibrillation und die Katheterablation. Bei der Schrittmachertherapie übernimmt ein kleines, unter der Haut implantiertes Gerät die regelmäßige Impulserzeugung, wenn z. B. der Sinus-Knoten dazu nicht mehr in der Lage ist. Die Impulsfrequenz kann in diversen Variationen eingestellt werden. Bei der externen Elektrokardioversion und Defibrillation wird durch einen massiven Stromstoß (in Vollnarkose) das Herz elektrisch stillgelegt. Die spontane Impulserzeugung springt im Sinusknoten am schnellsten wieder an, so dass dadurch wieder ein normaler Erregungsablauf erreicht werden kann. Dieses Vorgehen lässt sich etwa mit dem Neustart eines festgefahrenen Computers vergleichen.

Die Katheterablation kommt dann infrage, wenn der Herzrhythmus immer wieder durch einen ektopen, also in keinem normalen Reizbildungszentrum entstandenen Herd im Myokard gestört wird. Durch einen kontrolliert herangeschobenen Katheter wird ein solcher Herd mittels Elektrokoagulation ausgebrannt.

Fall: Man entschied sich bei Frau Block dazu, ohne Medikamente gleich eine Elektrokardioversion zu versuchen. Weil unklar war, wie lange das Vorhofflimmern schon besteht, wurde zunächst eine transösophageale Echokardiografie (TEE) bei ihr durchgeführt.

Damit ließ sich gut erkennen, ob sich in den Vorhöfen durch die praktisch fehlenden Kontraktionen Thromben gebildet hatten. Die Kardioversion klappte auch zunächst gut und es stellte sich ein regelrechter Sinus-Rhythmus ein. Doch blieb der Zustand nicht stabil, was das 24-Stunden-EKG in der Klinik zeigte. So wurde bei Frau Block doch eine Digitalisbehandlung eingeleitet, unter der sich die Herzfrequenz stabilisierte. Ihr Vorhofflimmern war jetzt zwar chronisch, doch wurde die Gefahr einer Thrombenbildung mit möglicher Hirn- oder Lungenembolie durch eine dauerhafte Antikoagulanzientherapie mit Marcumar gebannt.

Was tut die Pflege bei Herzrhythmusstörungen?

 Das Problem bei anhaltenden und unbehandelten Herzrhythmusstörungen ist oft ihre Unberechenbarkeit. Stets besteht die Gefahr eines plötzlichen Abfalls des Herzminutenvolumens und des Kreislaufstillstandes. Häufig erfolgt die Behandlung der Patienten deshalb zunächst auf einer Intensivstation, wo die Überwachungsmöglichkeiten der Herzaktionen durch ein gezieltes Monitoring besser sind und viel schneller auf eine plötzliche vitale Bedrohung durch die Arrhythmie reagiert werden kann. Aber auch auf Normalstationen muss der Patient bis zur medikamentösen oder elektrischen Stabilisierung der Herzaktionen engmaschig überwacht und vor körperlichen Anstrengungen bewahrt werden. Deshalb ist eine Entlastung bei den ATLs eine Hauptaufgabe der Pflege.

Wenn eine medikamentöse antiarrhythmische Therapie eingeleitet wird, ist dies ebenfalls mit Risiken für das Herz und den Herzrhythmus verbunden. Die Überwachungserfordernisse sind dann also gerade zu Beginn der Behandlung nicht etwa kleiner, sondern größer.

Wird ein Herzschrittmacher implantiert, entspricht die Pflege der bei anderen extraabdominellen Eingriffen. In den ersten Tagen werden vermehrte EKG-Kontrollen durchgeführt, um die Funktion des Gerätes zu prüfen. Verständnis und Einfühlungsvermögen ist gefragt, denn für manche Patienten ist die Abhängigkeit von einem batteriegetriebenen Gerät beängstigend. Dann gibt es auch Personen, die ein Problem mit der Akzeptanz eines Fremdkörpers in ihrem Körper haben, zumal dieser gut tastbar gleich unter der Haut liegt und somit immer präsent ist.

Fall: Frau Block benötigte keinen Herzschrittmacher. Sie sprach recht gut auf die Behandlung mit Digitalis an und zeigte sich auch einsichtig, was das Verhalten unter einer Marcumartherapie betraf *(Abb. 3.3)*. Ihr Wunsch, weiter die Ferienwohnung in Stand halten zu können, konnte nicht erfüllt werden. Sie beschloss jedoch gemeinsam mit ihrem Ehemann, sich dafür eine Reinigungskraft zu besorgen.

Grundsätzlich gilt: Nach einer überstandenen Lungenembolie bleibt die Gefahr einer Re-Embolie. Über einen Zeitraum von 6 – 12 Monaten schränkt die Gefahr den Lebensstil des Patienten ein. Der Patient muss über gesundheitsfördernde Maßnahmen aufgeklärt und angeleitet werden.

▶ Beratung „Selbstpflegekonzept"

Info: Ziel ist es, dass der Patient unabhängiger in seiner Lebensgestaltung und aktiver an der Behandlung beteiligt wird. Der Patient muss Informationen erhalten, wie er sich nach der Entlassung aus dem Krankenhaus verhalten soll.

Dosierung und Einnahmemodus	Blutkontrollen	Marcumar-Ausweis	Verletzungen vermeiden
• Wie lange müssen die Medikamente eingenommen werden? • Was ist bei der Einnahme zu beachten?	• Wie kann der Patient seine Gerinnungswerte messen? • Wie oft sollte gemessen werden?	• Was wird in den Marcumar-Ausweis eingetragen? • Wann ist der Ausweis dringend erforderlich?	• Was kann der Patient tun, um Verletzungen vorzubeugen? • Woran sind Blutungen zu erkennen?
Info: Nach ca. 7 – 14 Tagen wird die medikamentöse Antikoagulation von Heparin auf Cumarine umgestellt. Für die Dauer von 6 – 12 Monaten ist der Patient auf eine regelmäßige Einnahme von Gerinnungshemmern (Cumarine, z. B. Marcumar, Falithrom, Sintrom) angewiesen. Bei speziellen Risikogruppen ist sogar eine längere Einnahme notwendig. Der Hausarzt ist für die Therapieund Dosierung der Gerinnungshemmer verantwortlich.	**Info:** Regelmäßige Kontrollen werden alle 1 – 3 Wochen vom Hausarzt durchgeführt. Es ist jedoch möglich, dass der Patient die Dosierung einmal wöchentlich selbst überwacht. Ähnlich dem Diabetiker, der seinen Blutzucker zu Hause bestimmen kann, ist es möglich, den Quick-Wert mit einem kleinen Gerät zu überprüfen (z. B. CoaguChek).	**Info:** Der Patient muss einen Marcumar-Ausweis mit sich tragen. Dort werden genaue Dosierung des Gerinnungshemmers und die gemessenen Gerinnungswerte eingetragen. In einem Notfall kann dieser Ausweis lebensrettend sein.	**Info:** Der Patient wird über die Bedeutung seiner herabgesetzten Blutgerinnung informiert: Er muss sich vor Verletzungen und möglichen Gefahren schützen.
Zu beachten: • regelmäßige Einnahme des Medikaments • die Einnahme von anderen Medikamenten muss mit dem Arzt abgesprochen werden	**Zu beachten:** • selbstständige Überwachung der Blutgerinnung ist mit dem Arzt abzusprechen • Gebrauch des Diagnosegeräts muss geschult werden • gemessene Werte werden in den Gerinnungspass eingetragen und bei jedem Arztbesuch vorgezeigt	**Zu beachten:** • bei jedem Arztbesuch (Zahnarzt!) sollte der Ausweis vorgezeigt werden, damit alle Maßnahmen vermieden werden, die zu einer Blutung führen können • der Patient sollte immer ein Antidot (Vitamin K, z. B. Konakion) bei sich tragen und dieses bei akuten Blutungen einnehmen	**Zu beachten:** • der Patient sollte auf Sportarten verzichten, die ein hohes Verletzungsrisiko zur Folge haben können • er muss auf Anzeichen für Blutungen achten („blaue Flecken")

Abb. 3.3 Infoblatt. Gesundheitsberatung eines Patienten mit Marcumarisierung.

04

Wenn der Blutdruck zu Kopfe steigt...

Hypertonie

Was war passiert?

Wenn Werner Sturm an einer Baustelle vorbeikam, war ihm schon manchmal ein wenig traurig zu Mute. Er versuchte dann, mit den Maurern ein wenig ins Gespräch zu kommen und ab und zu kam es vor, dass er auch einen Bekannten von früher traf, der noch nicht pensioniert war und in einer freien Viertelstunde noch eine Flasche mit ihm trank – wie in alten Zeiten. Er war mit Leib und Seele Maurer gewesen, nicht nur wegen des Biers. Aber diese Gewohnheit hatte im Laufe der Jahre auch seine Spuren bei ihm hinterlassen. Werner Sturm war der Typ Mann, den man vor einem Tresen erwartete: Schnauzbart, kariertes Hemd mit hochgekrempelten Ärmeln und ein imposanter, nach vorn gewölbter Bauch. Gesundheitlich fühlte er sich gar nicht schlecht mit seinen 65 Jahren, obwohl er es immer noch nicht geschafft hatte, weniger als eine Schachtel Zigaretten am Tag zu rauchen. Und wenn seine Tochter endlich einen anständigen Kerl heiraten würde, käme es vielleicht zu einem Hausbau, bei dem er dann seine ganze Erfahrung einbringen könnte. Die Medikamente, die ihm der Hausarzt einmal wegen hohen Blutdrucks gegeben hatte, nahm er bereits seit 3 Monaten nicht mehr. Offenbar war der Blutdruck wieder in Ordnung, denn es fehlte ihm nichts. Sicher, ab und zu hatte er ein wenig Kopfdruck und auch schon mal ein Engegefühl in der Brust. Aber wegen jeder Kleinigkeit direkt zum Arzt laufen!? Da fühlte er sich nur noch älter.

Jetzt hatte er sich bei einem seiner Spaziergänge offenbar eine Erkältung zugezogen. Die Nase lief und der Druck im Kopf wurde stärker. Dazu kamen ab und zu Schwindelgefühle und etwas Ohrensausen. Auch hatte er in den letzten Tagen öfters einen roten Kopf und seine Frau meinte, er sollte doch unbedingt zum Hausarzt gehen. Etwas widerwillig stimmte er zu.

Situationseinschätzung

Wie schätzen Sie die Situation spontan ein? Was ist Ihnen besonders aufgefallen?

_____

_____

_____

_____

_____

_____

Welche pflegerelevanten Fragen stellen Sie sich?

_____

_____

_____

_____

_____

Wie erklären Sie sich, dass es zu diesem Krankheitsbild kommen konnte?

_____

_____

_____

_____

_____

_____

Welche Symptome und Pflegephänomene waren bei diesem Patienten zu beobachten?

_____

_____

_____

_____

_____

Was denken Sie, wie diesem Patienten medizinisch und pflegerisch geholfen werden kann?

_____

_____

_____

_____

_____

Was sagte der Arzt?

 Der Hausarzt sah Werner Sturms roten Kopf und maß gleich den Blutdruck: 230/110. Zusammen mit der ihm bekannten Vorgeschichte und dem gelegentlichen Engegefühl, das Herr Sturm bei Nachfragen einräumte, wies er ihn sofort ins Krankenhaus ein. Zuvor gab er ihm jedoch zur akuten Senkung des Blutdrucks einen Hub Nitrospray.

Wie konnte es dazu kommen?

Anatomische und physiologische Grundlagen

 Der arterielle Blutdruck ist der Druck, gegen den die linke Herzkammer das Blut auswerfen muss. Dabei entsteht eine Druckwelle, die durch den ganzen Körper läuft (Abb. 4.1). Man kann sie als Puls überall tasten, am einfachsten jedoch an der Halsarterie und am Handgelenk. Der Blutdruck schwankt ständig zwischen dem maximalen Druck auf dem Höhepunkt der Austreibungsphase (systolischer Blutdruck) und dem Minimum bei der Öffnung der Aortenklappe (diastolischer Blutdruck). Diese Werte liegen normalerweise in Ruhe bei etwa 120/80 mmHg (Grenzwerte in Ruhe bei 100–140/60–90 mmHg).

Der Blutdruck hängt zum einen von dem Herzminutenvolumen und zum anderen vom Gefäßwiderstand ab. Das Herzminutenvolumen ist die Menge Blut, welche das Herz in einer Minute auswirft. Steigt es z. B. durch erhöhten Herzschlag an, wird mehr Blut ausgeworfen und der Blutdruck steigt an. Wenn die Gefäße sehr elastisch sind, werden sie durch den Druck des ausgeworfenen Blutes ein wenig geweitet und es drückt nicht so viel Blut auf einmal in die Arterien hinein. Somit bleibt der Blutdruck relativ konstant.

Merke. Der Blutdruck und seine Werte werden im klinischen Alltag gerne mit „RR" abgekürzt (Riva-Rocci: Erfinder des klassischen Quecksilberdruckmessers mit aufblasbarer Manschette).

Wenn der Mensch eine körperliche Leistung erbringen will, benötigt die Muskulatur genügend Sauerstoff. Damit das geschieht und gleichzeitig vermehrt CO_2 abtransportiert werden kann, erhöht sich die Durchblutung der Muskulatur u. U. um das 10-fache auf 10 l/min. Gleichzeitig werden die inneren Organe wie Magen, Leber, Darm, Nieren um bis zu 30 % ge-

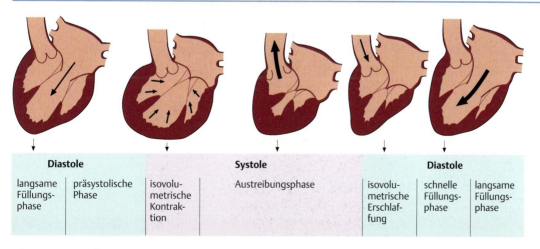

Diastole			Systole	Diastole		
langsame Füllungsphase	präsystolische Phase	isovolumetrische Kontraktion	Austreibungsphase	isovolumetrische Erschlaffung	schnelle Füllungsphase	langsame Füllungsphase

Abb. 4.1 Herzzyklus. Man unterscheidet 4 Phasen. In der Systole: Anspannungs- und Austreibungsphase; in der Diastole: Entspannungs- und Füllungsphase.

ringer durchblutet. Somit muss das Herzminutenvolumen (HMV), d. h. die Menge Blut, die das Herz in einer Minute auswerfen kann, trotzdem steigen, um den Blutdruck aufrechtzuerhalten. Das HMV kann von 4–6 l/min in Ruhe auf über 30 l/min bei Belastung ansteigen. Um dem gerecht zu werden, schlägt das Herz schneller (180/min und mehr) und wirft auch mehr Blut aus und zwar statt etwa 70 ml nun bis zu 100 ml. Der systolische Blutdruck steigt also an, weil das Herz mehr Blut in die Gefäße drückt. Er kann bei Höchstleistung auch Werte von 200 mmHg erreichen.

Krankheitsentstehung

Blutdruckwerte in Ruhe von über 140/90 mmHg sind erhöht und man spricht von einer Hypertonie. Man unterscheidet zwei Formen der Hypertonie: die essenzielle (90 %), bei der die Ursache unbekannt ist, und die sekundäre (10 %), bei der z. B. Nierenerkrankungen oder hormonelle Störungen der Auslöser sind. Vermutlich sind bei der essenziellen Hypertonie verschiedene Faktoren beteiligt, wie eine genetische Disposition mit verschiedenen, sich ungünstig auswirkenden Faktoren (Rauchen, Stress, Kochsalz, Alkohol, Kaffee).

Symptome

Der erhöhte Blutdruck wird typischerweise überhaupt nicht bemerkt. Erst bei deutlicher Erhöhung kommt es zu Symptomen wie Kopfdruck, Ohrensausen, Schwindel oder Schweißausbrüchen. Das Problem dieser Erkrankung ist in erster Linie die Spätkomplikation der Arteriosklerose. Wegen der dadurch entstehenden Widerstandserhöhung wird ein Teufelskreis in Gang gesetzt:
- ein dauerhaft erhöhter Blutdruck beschleunigt die Entwicklung einer Arteriosklerose mit Verhärtung der Gefäße sehr. Dabei handelt es sich um eine allmählich fortschreitende Erkrankung der Arterien. Die Arterieninnenwand, die Intima, verdickt sich dabei durch fibröse Einlagerungen. Irgendwann bilden sich daraus subendothelial fibröse Plaques, die aus verschiedenen Zellen, Gewebetrümmern und Cholesterinkristallen bestehen. Das Gefäßlumen wird immer weiter eingeengt,

- an den Augen wird die Netzhaut geschädigt; Einblutungen sind möglich und am Ende kann die Erblindung stehen,
- die linke Herzkammer muss immer gegen den erhöhten Druck anpumpen. Das Herz vergrößert sich dann wie jeder Muskel, der mehr Arbeit leisten muss. Ab einer bestimmten Größe jedoch reicht die Durchblutung der Herzmuskulatur nicht mehr aus. Zugleich besteht meist eine Arteriosklerose der Herzkranzgefäße. Gemeinsam entsteht dadurch eine koronare Herzkrankheit mit Angina pectoris und der Gefahr für Herzinfarkte. Folge davon kann wiederum eine Linksherzinsuffizienz sein,
- auch die Nieren sind von einer langjährigen Hypertonie betroffen. Sie sind in ihrer Funktion besonders auf intakte Kapillaren und Arteriolen angewiesen. Eine arteriosklerotische Veränderung schränkt die Funktion der Nieren ein und es droht die Niereninsuffizienz,
- im Gehirn kann die Arteriosklerose eine verheerende Wirkung haben. Sie kann sowohl zum Verschluss einer Hirnarterie führen als auch, durch Platzen der verhärteten und brüchigen Arterien, zu einer Gehirnblutung. In beiden Fällen resultiert ein Hirninfarkt.

Welche weitere Diagnostik wurde durchgeführt?

 Der Blutdruck des Patienten wird engmaschig kontrolliert, um festzustellen, ob er tatsächlich dauerhaft erhöht ist oder nur sporadisch. Diese Messungen geben auch einen Hinweis darauf, ob evtl. eine sekundäre Hypertonie vorliegt. So sind etwa dauerhaft erhöhte diastolische Werte über 105 häufiger bei renalen Ursachen der Hypertonie anzutreffen (gerade der dauerhaft erhöhte diastolische Wert fördert die Arteriosklerose).

Mit Blut- und Urinuntersuchungen lassen sich bereits viele Hinweise auf eine evtl. sekundäre Hypertonie finden oder auch ausschließen. Blutzucker-, Cholesterin- und Triglyzeridspiegel geben Hinweise auf vorliegende Risikofaktoren einer Arteriosklerose. Erhöhte Schilddrüsenwerte weisen auf eine thyreogene Ursache hin, der Kreatininwert auf eine Nierenschädigung. Erhöhte Eiweißwerte im Urin zeigen ebenfalls eine Nierenschädigung an.

Bei Hypertoniepatienten wird gerne der Augenhintergrund gespiegelt. Hier lassen sich die kleinen Arterien direkt betrachten, wie sonst an keiner Stelle des Körpers. Verschiedene Kriterien werden dabei angelegt und erlauben einen Rückschluss auf den allgemeinen Zustand der Arterien (Abb. 4.2).

Zur Ermittlung bereits bestehender Herzschädigungen infolge der Hypertonie werden ein EKG und ein Röntgen-Thorax durchgeführt.

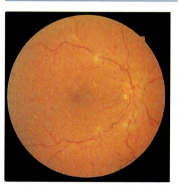

Abb. 4.2 Augenhintergrundveränderungen. Typisch für eine bestehende Hypertonie sind Arterienverengungen und intraretinale Blutungen.

Wie kann geholfen werden?

 Das Ziel der Behandlung ist die dauerhafte Senkung des Blutdrucks auf Normalwerte. Die Spätkomplikationen können dadurch verhindert oder zumindest abgebremst werden. In der Klinik geht es darum, eine medikamentöse Behandlung zu finden, auf die der Patient gut anspricht. Außerdem muss eine Gesundheitsberatung durchgeführt werden.

Die Medikamente werden nach Wirksamkeit und bestmöglicher Verträglichkeit ausgesucht und individuell angepasst. Zur Auswahl stehen dabei Betablocker, Diuretika, ACE-Hemmer oder Angiotensin-II-Antagonisten und Kalziumantagonisten. Kalziumantagonisten verändern das elektrische Gleichgewicht an der Zellmembran, indem sie den Kalziumeinstrom in die Zelle blockieren.

Weil im gesunden Organismus der Blutdruck morgens am höchsten und in der Nacht am niedrigsten ist, werden Antihypertensiva morgens eingenommen. Je nach Begleit- oder Folgeerkrankung der Hypertonie werden unterschiedliche Wirkstoffkombinationen gewählt. So werden z. B. bei gleichzeitiger Gicht keine Diuretika gegen die Hypertonie verordnet, weil es dadurch zu einem Harnsäureanstieg käme. Bei gleichzeitigem Asthma werden keine Betablocker verordnet, da diese eine bronchospastische Wirkung haben.

Bei einer sekundären Hypertonie, wird die Grunderkrankung behandelt, was dann oft zu einer Normalisierung der Blutdruckwerte führt.

Merke. Normalerweise ist der Blutdruck morgens am höchsten und in der Nacht am niedrigsten ist. Deshalb werden Antihypertensiva auch morgens eingenommen.

Was tut die Pflege bei Hypertonie?

 Die Pflege muss die medikamentöse Therapie überwachen. Grundsätzlich gilt bei der antihypertensiven Therapie, dass zu Beginn die Wirkung zu stark sein kann und es gerade bei älteren Menschen zu einem zu schnellen Blutdruckabfall mit evtl. Minderdurchblutung des Gehirns kommt. Auch Orthostase-Reaktionen sind zu Beginn häufig, wenn etwa die Gefäße durch die Medikation zu weit stehen. Deshalb sollten solche Patienten sich immer nur schrittweise vom Liegen in den Stand begeben und sich zwischendurch auf die Bettkante setzen, um dem Organismus mehr Zeit zur Anpassung zu lassen.

Bei der Gabe von Betablockern muss zu Beginn oft der Puls kontrolliert werden, weil es zu starken Absenkungen der Herzfrequenz kommen kann, denn diese Substanzen blocken die Beta-Rezeptoren, welche für die Vermittlung von sympathischen Reizen zuständig sind. Ihr Wirkungs- und Nebenwirkungsspektrum entspricht somit der Ausschaltung des Sympathikus. Dazu gehört auch, dass sich eine Impotenz einstellen kann, was nicht selten bei Männern zu erheblichen Compliance-Problemen führen kann. Evtl. kann dann ein Präparatwechsel erfolgen.

Merke. Zu Beginn einer medikamentösen antihypertensiven Behandlung können die Gefäße überreagieren und zu weit stehen. Daher sollten sich solche Patienten stets nur Schritt für Schritt aus dem Liegen aufrichten und aufstehen, um Orthostasereaktionen zu verhindern.

Was muss der Patient außerdem noch wissen?

Um den Krankheitsprozess zu stoppen, ist eine möglichst weitgehende Änderung der Lebensführung erforderlich. Dabei muss zusammen mit dem Patienten sorgfältig erwogen werden, was dem Stillstand der Erkrankung dient und wie sehr dabei etwa die Lebensqualität eingeschränkt wird *(Abb. 4.3)*.

Der Patient muss eindringlich davor gewarnt werden, die Dosierungen der Medikamente eigenmächtig zu verändern. Er muss lernen, dass er dies stets nur in Absprache mit seinem behandelnden Arzt macht. Bei plötzlichem Absetzen kann es nämlich zu einem überschießenden Blutdruckanstieg kommen.

Fall: Eine wesentliche Aufgabe der Pflege ist es, ein Vertrauensverhältnis zu Herrn Sturm aufzubauen. Er befindet sich in der besonderen Situation, eigentlich keine Schmerzen und auch keine nennenswerten Beschwerden zu haben. Trotzdem soll er überzeugt werden, an seinem wohlverdienten Lebensabend vieles von dem, was ihm Spaß macht, zu unterlassen oder zu ändern, wie etwa das reichliche fette Essen, den Alkohol und das Rauchen. Wie allen Menschen fällt auch Werner Sturm das vorbeugende Denken schwer. Umso wichtiger ist es, dass er die Diagnosen und Empfehlungen der Ärzte und des Pflegepersonals ernst nimmt und für sich selbst zu einer möglichst realistischen Risikoabwägung kommen kann. Dafür muss er aber Vertrauen in die Personen haben, die ihn beraten. Diese Dinge sollten nach Möglichkeit in einer Vier-Augen-Situation thematisiert werden und nicht etwa ohne Vorankündigung im Beisein der Angehörigen.

Herr Sturm wurde in den Gebrauch eines Blutdruckmessgerätes zur häuslichen Kontrolle eingeführt. Was seine Lebensführung betrifft, so ist er bereit, regelmäßig auch längere Spaziergänge zu unternehmen. Nur schwer kann er sich jedoch vorstellen, auf das Rauchen zu verzichten. Evtl. hält er eine Reduzierung für möglich. Da ein leichter Diabetes festgestellt wurde, benötigt er eine Diätberatung, die über die reine Gewichtsreduktion und die Kochsalzrestriktion hinausgeht. Seine Familie wird miteinbezogen, die sowohl im Hinblick auf die Motivation als auch auf die Umsetzung, etwa der Diätvorgaben, eine entscheidende Rolle spielt. Er soll sich gleich am Tage nach der Entlassung bei seinem Hausarzt wiedervorstellen und dort regelmäßige Kontrolltermine vereinbaren.

Grundsätzlich gilt: In vielen Fällen kann der Patient seinen Bluthochdruck bereits durch Veränderungen seiner Lebensgewohnheiten beeinflussen. Allein durch Allgemeinmaßnahmen lassen sich 25 % der milden Hypertonieform normalisieren (Herold, 2003). Aufgrund der Beschwerdefreiheit fällt es vielen Menschen jedoch schwer, die Hypertonie im täglichen Leben zu berücksichtigen.

Ziel: Im Beratungsgespräch erhält der Patient die Möglichkeit, Verhaltensweisen, die den Bluthochdruck fördern, zu reflektieren und wird motiviert, im Sinne des Selbstpflegekonzeptes Verantwortung für seine Gesundheit zu übernehmen.

Im Gespräch muss festgestellt werden:

- welchen allgemeinen Kenntnisstand der Patient über seine Bluthochdruckerkrankung hat
- welche Faktoren er selbst bei einer primären Hypertonie dafür verantwortlich macht
- inwieweit er über das Risiko eines nicht oder nur unzureichend behandelten Blutdrucks aufgeklärt ist
- inwieweit er über blutdruckerhöhende Verhaltensweisen informiert ist.

Risikofaktor „Übergewicht"

- Hat der Patient Übergewicht?
- Ist ihm der Zusammenhang zwischen Gewicht und Bluthochdruck bewusst?
- Wurden bereits Maßnahmen zur Gewichtsreduktion unternommen?

Info: Übergewicht und Hypertonie sind eng miteinander verbunden. Laut Hochdruckliga entwickeln mehr als die Hälfte der Übergewichtigen im Laufe von 10–15 Jahren einen Hypertonus. Der Blutdruck stieg bei 40- bis 49-jährigen Menschen bei einer Gewichtszunahme von jeweils 10 kg um durchschnittlich 10 mmHg.

Empfehlung: Eine langsame Gewichtsreduktion mittels vollwertiger Misch- bzw. mediterraner Kost und gezielte Fett- und Zuckerreduktion (z. B. frisches Gemüse, Salate, Obst) führen langfristig zum Erfolg. Zu strenge oder einseitige Diätvorschriften sind auf längere Sicht nicht durchzuhalten und widersprechen der Genusskultur unserer Gesellschaft. Ernährungsberatungskurse z. B. über Krankenkassen und Volkshochschulen und regelmäßige sportliche Aktivitäten empfehlen.Beseitigung oder Behandlung anderer arteriosklerosefördernder Risikofaktoren (Hypercholesterinämie, Diabetes mellitus).

Risikofaktor „Salzkonsum"

- Ist dem Patienten der Zusammenhang zwischen Salzkonsum und Hypertonie bekannt?
- Wie hoch schätzt er die Menge seines Salzkonsums ein?

Info: Salz hat die Eigenschaft, im Körper Wasser zu binden. Kommt es zu einer vermehrten Kochsalzaufnahme, kann es zum Anstieg des Blutdrucks kommen (Volumenzunahme im Kreislauf). Der Salzbedarf eines Menschen beträgt 2–3 g pro Tag. In Deutschland werden ca. 10–12 g Salz pro Tag verzehrt. Bei einer Reduktion von 3 g am Tag ist mit einer Senkung des systolischen Blutdrucks von 5–7 mmHg zu rechnen. Ein hoher Kaliumwert scheint sich dagegen positiv auf den Blutdruck auszuwirken.

Empfehlung: Kaliumhaltige Lebensmittel wie Obst, Kartoffeln mit Schale und Reis sollten im Speiseplan bevorzugt berücksichtigt werden. Die Hochdruckliga empfiehlt ca. 6 g Salz pro Tag. Dies kann erreicht werden durch:

- Unterlassen des Nachsalzens von Speisen am Tisch
- Meiden von Fastfood-Produkten, Nahrungsmitteln aus Dosen und anderen salzreichen Lebensmitteln (gepökelte Nahrung, gesalzene Nüsse usw.).

Risikofaktor „Genussmittel"

- Wie ausgeprägt ist der Kaffee- oder Schwarzteegenuss des Patienten?
- Ist er Raucher, trinkt er regelmäßig Alkohol und in welchen Mengen?

Info: Kaffee und Schwarztee wirken in Maßen nicht blutdrucksteigernd. Wird der Konsum mit dem Ziel des „Aufputschens" zu sich genommen, können wichtige Erholungsbedürfnissignale des Organismus unterdrückt werden, was sich negativ auf den Blutdruck auswirken kann. Nikotin schädigt die Gefäße und kann in Zusammenhang mit Hypertonie das Arterioskleroserisiko potenzieren. Alkohol steigert den Blutdruck je nach Dosis. Laut Hochdruckliga verdoppelt sich das Hypertonie-Risiko bei regelmäßiger Alkoholaufnahme von mehr als 30 g Alkohol pro Tag. Der alkoholbedingte Bluthochdruck wird auf ca. 10 % aller Hochdruckkranken geschätzt. Bei der Einnahme von blutdrucksenkenden Medikamenten kann die Alkoholwirkung verstärkt werden. Gleichzeitig kann ein erhöhter Alkoholkonsum zum Übergewicht beitragen (1g Alkohol = 7 kcal).

Empfehlung: Kaffee und Tee in Maßen. Rauchgewohnheiten sollten aufgegeben werden. Einschränken des Alkoholkonsums auf unter 20–30 g pro Tag (ca. 1/4 l Wein oder 1/2 l Bier). Alkoholkonsum nicht regelmäßig, sondern gelegentlich. Vorsicht ist bei Alkoholgenuss und gleichzeitiger Einnahme blutdrucksenkender Medikamenten geboten → beeinträchtigt z. B. die Fahrtauglichkeit.

Abb. 4.3 Infoblatt. Gesundheitsberatung eines Patienten mit Hypertonie.

05

Wenn die Füße nicht mehr warm werden ...

Periphere arterielle Verschlusskrankeit (pAVK)

Was war passiert?

Der 48-jährige Klaus West war jetzt seit über 25 Jahren Kranführer und er liebte seine Arbeit nicht nur wegen der schönen Aussicht, sondern weil er da oben seine Ruhe hatte. Natürlich gab es das Sprechfunkgerät, die Kollegen und auch die Arbeit, die zu tun war. Aber er musste eben nicht andauernd mit jemandem reden. So war er zwar einerseits ein echter Bauarbeiter, aber er bewegte sich nicht viel und war auch kaum an der frischen Luft.

Das lag zum einen an der Kabine, in der er die meiste Zeit über saß, aber zum anderen auch daran, dass er dort den ganzen Tag rauchte. Er brachte es auf etwa 80 Zigaretten pro Tag. Zum Ausgleich versuchte er aber, jeden Tag nach der Arbeit einen kleinen Spaziergang im nahegelegenen Park zu machen. Eine halbe Stunde war er dabei unterwegs und am Ende kam er immer an einem Zigarettenautomaten vorbei, wo er sich die Packung für den Abend und den nächsten Morgen bis zur Frühstückspause holte.

In dem vergangenen Jahr war ihm dieser Spaziergang aber immer schwerer gefallen. Er musste ständig anhalten, weil ihm die Beine wehtaten. Klaus dachte zunächst, dass es vielleicht vom Rücken käme, denn er hatte gelesen, dass Rückenschmerzen auch in die Beine ausstrahlen könnten. Dann kam ihm der Schuster in Verdacht, der kurz zuvor seine Schuhe neu besohlt hatte. Schließlich blieb ihm nichts anderes übrig, als seinen Spaziergang zu verkleinern. Seit drei Wochen schaffte er es gerade noch zum Zigarettenautomaten, der nicht einmal 100 Meter entfernt lag. Außerdem taten ihm nachts im Liegen die Beine so weh, dass er aufstand und umherging. Das brachte tatsächlich Linderung, doch seine Frau wollte das nicht länger mitmachen. Also verlangte sie von ihm, dass er am nächsten Tag zum Arzt ging.

Situationseinschätzung

Wie schätzen Sie die Situation spontan ein? Was ist Ihnen besonders aufgefallen?

Welche pflegerelevanten Fragen stellen Sie sich?

Wie erklären Sie sich, dass es zu diesem Krankheitsbild kommen konnte?

Welche Symptome und Pflegephänomene waren bei diesem Patienten zu beobachten?

Was denken Sie, wie diesem Patienten medizinisch und pflegerisch geholfen werden kann?

Was sagte die Ärztin?

 Die Ärztin hatte die Praxis erst vor 2 Jahren von ihrem Vorgänger übernommen, und das einzige, was sie von Klaus West wusste, war, dass er sich regelmäßig das Rezept für ASS und Nitro abholte. Wie sie der Karte entnehmen konnte, hatte er vor einigen Jahren einen leichten Herzinfarkt gehabt und erhielt seitdem diese Medikation. Aus der Karte ging ferner hervor, dass er seit seinem 17. Lebensjahr ein starker Raucher war.

Als sie das Behandlungszimmer betrat, war ihr sofort klar, dass sich daran wenig geändert hat. Der Zigarettenrauch steckte in jeder Faser seiner Kleidung, in seinen Haaren und in seinem Atem. Der Ärztin war recht schnell bewußt, worum es ging, als er seine Beschwerden schilderte. Auf ihre Nachfrage gab er an, dass er nach dem Herzinfarkt versucht habe, den Tabakkonsum zu reduzieren. Er hatte es auf 60 Zigaretten geschafft, wich aber offenbar immer wieder davon ab. Sie wunderte sich, dass das Herz ihm keine Probleme bereitete, aber dafür war die Pathologie an den Beinen stark ausgeprägt. So fand sie bei der Untersuchung eine bläuliche Verfärbung der rechten Zehen. Die Füße waren blass und kalt und Herr West klagte über starke Schmerzen. Der Puls war rechts am Fuß und im Knie nicht tastbar, links nur schwach. In der rechten Femoralarterie war der Puls dann schwach fühlbar. Auskultatorisch fand sich dort ein Strömungsgeräusch.

Als sie zu erklären versuchte, dass ein Eingriff in einem Krankenhaus die einzige Möglichkeit war, das Bein zu retten, lehnte er zunächst ab. Er wollte mehr und stärkere Medikamente, besonders gegen die Schmerzen und dann wieder nach Hause gehen. Wahrscheinlich fürchtete er, dass er im Krankenhaus nicht mehr rauchen wird können.

Wie konnte es dazu kommen?

Anatomische und physiologische Grundlagen

 Die anatomischen und physiologischen Grundlagen werden im Kapitel 16 Schlaganfall beschrieben.

Krankheitsentstehung

Die periphere arterielle Verschlusskrankheit (pAVK) entsteht durch Einengung von Aorta oder Extremitätenarterien. Die Risikofaktoren entsprechen denen der KHK (siehe Kap. 16 Schlaganfall). Klinisch unterscheidet man vier Stadien (*Tab. 5.1*).

Tab. 5.1 Stadien der peripheren arteriellen Verschlusskrankheit (modifiziert nach Siegenthaler, 2005)	
Stadium	*Definition*
I	in Ruhe kompensierte AVK durch arterielle Umgehungskreisläufe, die sich infolge der AVK gebildet haben (Abb. 5.1)
IIa	Claudicatio intermittens, schmerzfreie Gehstrecke länger als 200 m
IIb	Claudicatio intermittens, schmerzfreie Gehstrecke kürzer als 200 m
III	Ruheschmerzen
IV	Ruheschmerzen und Nekrose mit drohender Unterschenkelphlegmone und Sepsis

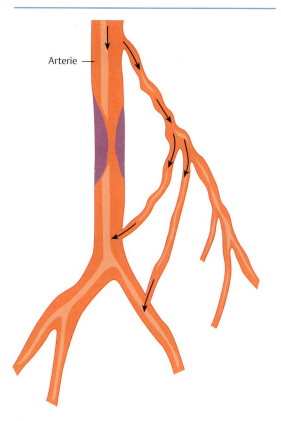

Arterie

Abb. 5.1 Kollateralen. Diese haben sich zur Überbrückung eines chronisch arteriellen Gefäßverschlusses gebildet.

Teilweise bildet sich ein Ulcus cruris. Es ist ein Hautdefekt, der mindestens bis zur Lederhaut führt. Überwiegend ist die Ursache venös (85 %), aber auch arteriell bedingte Geschwüre kommen vor (15 %). Die Haut verändert sich in beiden Fälle auf typische Weise: Sie wird glänzend und dünn und bietet aufgrund ihres Elastizitätsverlustes einen geringeren Schutz vor mechanischer Beanspruchung, so dass auch leichtere Verletzungen zu schlecht heilenden Wunden oder sogar zum Geschwür führen können. Aufgrund der schlechten Versorgung ist auch die Immunabwehr im betroffenen Gebiet schlecht und Erreger haben leichtes Spiel, die Wunde zu infizieren und so eine Entzündung zu erzeugen.

Merke. Ein Ulcus cruris mit venöser Ursache ist häufig am medialen Knöchel oder Unterschenkel lokalisiert.

Bei arterieller Ursache finden sich die Defekte besonders an den Zehen und den Druckstellen von Zehen und Fersen (Abb. 5.2). Neben der Haut sind meist auch Sehnen, Faszien, Muskeln und auch der Knochen betroffen.

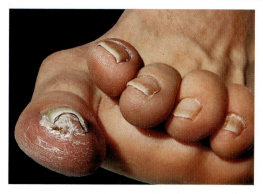

Abb. 5.2 Beginnende Gangrän. 32-jährige Patientin mit multiplen Verschlüssen der Unterschenkelarterien.

Welche weitere Diagnostik wurde durchgeführt?

 Neben der klinischen Gehstreckentestung und der Anamnese werden an diagnostisch-apparativen Untersuchungen die Doppler- und Duplexsonografie, eine intraarterielle digitale Subtraktionsangiografie (DSA) sowie CT- und NMR-Angiografie durchgeführt. Dadurch können der Grad der Verengung und ihre Lokalisation bestimmt werden.

Wie kann geholfen werden?

 Die therapeutischen Maßnahmen sind wesentlich von der Stadieneinteilung der pAVK abhängig. Zunächst geht es um die weitest mögliche Ausschaltung der Risikofaktoren (siehe Kap. 1 Angina pectoris und Herzinfarkt)). Ein Gehtraining und sportliche Aktivitäten fördern die Ausbildung von Kollateralkreisläufen (s. Abb. 5.1).

Medikamentös werden neben den Mitteln zur Schmerzbekämpfung oft Thrombozytenfunktionshemmer gegeben, um dadurch eine arterielle Thrombose und den drohenden Verschluss zu bekämpfen. Mit dem gefäßwirksamen Prostaglandin und Blut verdünnenden Substanzen versucht man, die Durchblutung zu verbessern.

Zu den chirurgischen Maßnahmen gehören:
- perkutane transluminale Angioplastie (PTA), bei der die Stenose aufgedehnt wird, um ihre Funktion wiederherzustellen,
- Thromendarteriektomie (TEA), bei der das Gefäß ausgeschält wird,
- Bypass-Operation, bei der gefäßchirurgisch die Stenose mit Anlage eines Umgehungsgefäßes ausgeschaltet wird,
- Sympathektomie um den Nerv, der die Engstellung der Gefäße initiiert, auszuschalten,
- Amputation als letzte Möglichkeit im Stadium IV.

Fall: Im Krankenhaus hatte die Dopplersonografie und die DSA eine langstreckige Stenose bis beiderseits weit in die Iliakalarterien hinein ergeben. Trotz des wegen der Schädigung des Herzens und der Gefäße erhöhten OP-Risikos empfahl man Herrn West einen aortobifemoralen Bypass der Stenose mit einem Gefäßersatz.

Was tut die Pflege bei pAVK?

 Die Pflegemaßnahmen hängen von der Einstufung der pAVK ab (*Tab. 5.1*).

Im Stadium II steht das Gehtraining im Mittelpunkt, um den eingeschränkten Bewegungsspielraum des Patienten zu vergrößern. Im Stadium III und IV werden die Beine tiefgelagert (im Gegensatz zur venösen Gefäßerkrankung). Es geht darum, die Durchblutung zu sichern und den Schwerkrafteinfluss auszunutzen. Wärme- oder Kälteapplikation sind kontraindiziert, ebenso wie Kompressionsstrümpfe u. ä., weil eine Kompression die Durchblutung zusätzlich drosseln würde. Das Dekubitusrisiko ist an den gefährdeten Stellen noch deutlicher erhöht, weil die Haut dieser

Gebiete schlechter versorgt wird und empfindlicher gegenüber weiterer Minderdurchblutung ist.

Die weiteren Pflegeaufgaben ergeben sich aus der Medikation. Durch Krankenbeobachtung muss die Schmerzmedikation angepasst werden. Bei Gabe von Gerinnungshemmern (Heparin, Marcumar) müssen regelmäßig die Gerinnungsparameter kontrolliert werden. Auch hier spielt die Krankenbeobachtung eine große Rolle, um eine übermäßige Blutungsneigung aus Wunden oder an den Schleimhäuten frühzeitig zu erkennen. Um einen Rest an Wärme in den Füßen zu erhalten, werden gerne Watteschuhe angezogen. Außerdem muss man dem Patienten klar machen, dass eine Verletzung aufgrund der fehlenden Durchblutung sehr gefährlich ist, weil auch einfache Wunden u. U. sehr schlecht heilen und sich zu einem Geschwür entwickeln können.

Was ein Patient mit pAVK sonst noch über seine Erkrankung wissen sollte, entnehmen Sie bitte *Abb. 5.3*.

Fall: Die Operation war erfolgreich und die Extremitätendurchblutung konnte dank des Bypasses wieder hergestellt werden. Die Schmerzen, die Klaus West auch die Nachtruhe geraubt hatten, waren bald vergessen. Seine Gehstrecke verbesserte sich noch während des Krankenhausaufenthaltes deutlich. Danach war eine Marcumarisierung erforderlich. Zweifel an der Durchführbarkeit waren wegen der auch sonst schlechten Compliance angebracht, aber es gab kaum Alternativen.

Leider ließ Klaus West sich auch zu keiner drastischen Reduktion seines Zigarettenkonsums bewegen. Wenn er nicht auf seinem Zimmer war, fand man ihn auf dem Balkon, wo er eine Zigarette nach der anderen rauchte. Alle Beschwörungen nutzten nichts. Nach zwei Wochen wurde er wieder entlassen. Eine Weile schaffte er es, den regelmäßigen Kontrollen der Gerinnungswerte in der Hausarztpraxis nachzukommen. Vier Monate später aber wurde er wieder notfallmäßig in die Ambulanz gebracht. Er hatte einen schweren Herzinfarkt erlitten, an dem er wenige Stunden später verstarb.

Grundsätzlich gilt: Die Gesundheitsberatung ist der Schlüssel zur kausalen Behandlung, die in der Vermeidung von Ursachen und Risikofaktoren durch den Patienten selbst liegt. Dabei ist jedoch immer zu bedenken, dass letztendlich der Patient die Entscheidung für sein Handeln trägt.

Ziel der Beratung ist es, die Selbstständigkeit des Erkrankten soweit wie möglich zu erhalten, ihm Anregungen zu geben und Komplikationen zu verhindern.

Risikofaktoren

Info: Auswirkungen der Risikofaktoren, wie Rauchen, Stress und Übergewicht verdeutlichen.

Empfehlung:
- konkrete Hilfe zur Verhaltensänderung aufzeigen, z. B. Raucherentwöhnungskurse, Autogenes Training usw.
- Informationsbroschüren anbieten

Wissen über Erkrankung

Info: Im Beratungsgespräch sollte erfasst werden, welches Wissen der Patient über seine Erkrankungen hat.

Empfehlung:
- über Selbsthilfegruppen informieren
- Informationsbroschüren anbieten

Beratung „Aktivitäten des täglichen Lebens"

Grundsätzlich gilt: Der Patient sollte motiviert werden die ATL möglichst lang selbstständig durchzuführen. Die Angehörigen sollten in die Beratung mit einbezogen werden, weil sie oft eine wichtige Hilfe bei der Alltagsbewältigung sind.

ATL „Sich bewegen"

Empfehlung:
- Bewegungen gezielt und in Intervallen durchführen (Gehtraining)
- Ausdauersport unter ärztlicher Kontrolle
- Beine in Ruhe tief lagern

ATL „Sich Waschen und Kleiden"

Empfehlung:
- sorgfältige Hautpflege und -beobachtung
- keine heißen oder kalten Teil- oder Vollbäder
- bevorzugen von warmhaltender und nicht beengender Kleidung
- passendes Schuhwerk tragen

ATL „Essen und Trinken"

Empfehlung:
- cholesterinarme Kost bzw. Lebensmittel bevorzugen
- ausreichende Flüssigkeitszufuhr
- gute Blutzuckereinstellung bei Diabetikern notwendig

ATL „Körpertemperatur regulieren"

Empfehlung:
- keine Zufuhr von Wärme (Wärmezufuhr führt zur Zunahme des Sauerstoffverbrauchs)
- keine Kälteexposition (Kälte führt zur Gefäßengstellung → Verschlechterung der Durchblutung)

ATL „Sich sicher fühlen und verhalten"

Empfehlung:
- Verletzungen vorausschauend vermeiden
- wegen der Verletzungsgefahr nicht barfuß laufen
- konsequente Prophylaxe von Druckstellen

ATL „Raum und Zeit gestalten - arbeiten und spielen"

Empfehlung:
- für ausreichende Pausen sorgen
- Stressabbau durch Entspannungstechniken

Abb. 5.3 Infoblatt. Gesundheitsberatung eines Patienten mit pAVK.

06

Wenn es zu einem Verschluss einer Bein- oder Beckenvene kommt...

Tiefe Venenthrombose

Was war passiert?

Steffanie Jansen war sportlich aktiv, seit sie als kleines Mädchen mit Ballettunterricht angefangen hatte. Später wurde daraus Handball, dann kam ein Ausflug in die Leichtathletik, wo
sie große Sprungkraft bewies, und schließlich landete sie beim Volleyball. Ihr Abfahrtslaufen
im Winterurlaub betrachtete sie inzwischen mehr als willkommene Abwechslung in ihrem
Fitnessprogramm mit Blick auf den Volleyball. Seit nunmehr sieben Jahren war dieser Sport
für die 23-jährige Lehramtsstudentin das A und O ihrer Freizeit, was ihrem Freund nicht immer behagte. Mit der Mannschaft, in der sie spielte, waren ihr zwei Aufstiege gelungen, und
in dieser Saison schien sogar der Aufstieg in die 2. Bundesliga möglich. Von größeren Verletzungen war sie bislang stets verschont geblieben, höchstens einmal die für Volleyballer
typischen Läsionen an den Fingern.

Doch vor zwei Wochen war es passiert: Im Trainingsspiel hatte sie eine unglückliche Dreh-
bewegung auf dem linken Bein gemacht, und auch ohne Ärztin zu sein, wusste sie, dass der
kurze scharfe Schmerz im Kniegelenk wohl einen Meniskusschaden anzeigte. Die Nacht verbrachte sie mit dem Wechseln von Eispackungen am Knie und bereits am nächsten Tag wurde
sie in einer orthopädischen Praxis operiert. Danach hatte sie sich zur Thromboseprophylaxe
acht Tage lang Heparin unter die Haut gespritzt, weil sie das Bein nur mäßig belasten durfte.
Zusätzlich hatte sie medizinische Thromboseprophylaxestrümpfe verordnet bekommen, die
sie jedoch auch schon mal wegließ, weil sie so unbequem eng waren und sich auch nur mit
Mühe an- und ausziehen ließen. Auf jeden Fall sollte sie das Bein weiter schonen, Sport war
damit erst einmal ausgeschlossen.

Zwei Wochen später war das Knie immer noch leicht geschwollen. Seit einigen Tagen verspürte sie jetzt einen ziehenden Dauerschmerz in der Wade, der plötzlich und ohne erkennbaren

äußeren Anlass eingesetzt hatten. Das linke Bein war auch insgesamt etwas dicker als das rechte, ganz unabhängig vom Knie. Als sie dann beim Auftreten im linken Fuß ebenfalls einen dumpfen und ziehenden Schmerz spürte, fiel ihr eine Freundin ein, die einst eine Thrombose gehabt hatte und ganz ähnliche Beschwerden beschrieben hatte.

Situationseinschätzung

Wie schätzen Sie die Situation spontan ein? Was ist Ihnen besonders aufgefallen?

Welche pflegerelevanten Fragen stellen Sie sich?

Wie erklären Sie sich, dass es zu diesem Krankheitsbild kommen konnte?

Welche Symptome und Pflegephänomene waren bei diesem Patienten zu beobachten?

Was denken Sie, wie diesem Patienten medizinisch und pflegerisch geholfen werden kann?

_____

_____

_____

_____

Was sagte der Arzt?

 Steffanie Jansen rief ihren Hausarzt an, der sie auch in Sportfragen bisher stets gut und kompetent beraten hatte. Nachdem sie ihm die ganze Geschichte am Telefon geschildert hatte, verwies er sie gleich an die Klinik mit Verdacht auf eine tiefe Beinvenenthrombose. Ihre Schilderungen, die zuvor erfolgte Operation mit der Immobilisation des Beines und die Tatsache, dass sie die Pille zur Verhütung einnahm, ließen kaum eine andere Verdachtsdiagnose zu. Er hätte sie zwar zunächst noch in seine Praxis einbestellen können, doch bestand, wenn seine Diagnose richtig war, eventuell auch die Gefahr einer Embolie und unter diesen Umständen war sie einfach zunächst besser in der Klinik aufgehoben. „Rufen Sie sich ein Taxi, belasten Sie das Bein gar nicht mehr und lassen Sie sich in der Klinik vorerst keine Spritze in den Muskel geben", hatte er ihr noch mit auf den Weg gegeben.

Wie konnte es dazu kommen?

Anatomische und physiologische Grundlagen

 Das Blutgerinnungssystem des Körpers begrenzt die Blutverluste, falls der Körper durch eine Verletzung geschädigt wird. Nach einer Verletzung ziehen sich die betroffenen Gefäße zusammen und verengen sich durch Kontraktion der Gefäßwandmuskulatur. Dann lagern sich die von den Blutstammzellen abstammenden Thrombozyten an die verletzte Gefäßwand an und bilden einen Blutpfropf (Blutstillung). An der anschließenden Blutgerinnung sind insgesamt 13 (-15) Stoffe beteiligt, die in zahlreichen Einzelreaktionen innerhalb von 2–4 Minuten aus dem Plasmaprotein Fibrinogen ein Fasernetzwerk aus unlöslichen Fibrinmolekülen schaffen. Diese Gerinnungsfaktoren werden mit römischen Ziffern bezeichnet: F I – XIII.

Da dieser Prozess normalerweise schnell und effizient funktioniert, ist es wichtig, dass der Organismus auch über eine „Bremse" verfügt, um diesen Prozess im Bedarfsfall zu stoppen, damit nicht das gesamte Körperblut gerinnt. Auch hier wirken verschiedene Einzelfaktoren zusammen. Am Ende bindet Antithrombin III mit den Faktoren IX-XII einen Komplex, der diese Gerinnungskaskade unterbricht. Außerdem werden die Fibringerinnsel wieder über das Plasmin durch Fibrinolyse abgebaut, damit die Gefäße dann für das Blut wieder völlig frei passierbar sind. Also ist es insgesamt ein ausgeglichenes System.

Merke. Das Blutgerinnungssystem besteht aus mindestens 13 Faktoren, die die sog. Gerinnungskaskade bilden. Im Grunde kann jeder dieser Faktoren aus verschiedenen Gründen in seiner Funktion gestört sein und so gibt es auch zahlreiche Ursachen für Gerinnungsstörungen.

Krankheitsentstehung

Dieses komplexe System von Enzymen, Vitaminen, Spurenelementen und Zellen kann auf entsprechend vielen Ebenen gestört sein. Es gibt einige genetische Erkrankungen, die das Blut leichter oder schwerer gerinnen lassen, und auch verschiedene äußere Einflüsse oder Erkrankungen können das Gerinnungssystem des

Körpers in die eine oder andere Richtung fehlerhaft agieren lassen. Ein Beispiel für eine Gerinnungsstörung ohne genetische Erkrankung ist die gefürchtete Verbrauchskoagulopathie. Durch verschiedene Einflüsse, wie z. B. bestimmte geburtshilfliche Komplikationen, Sepsis oder Operationen an thrombokinasereichen Organen (z. B. Lunge, Pankreas, Plazenta) kann das Gerinnungssystem aktiviert werden, z. B. weil viel Thrombokinase ins Blut gelangt. Es bilden sich in der Endstrombahn zahllose Gerinnsel, wodurch die Gerinnungsfaktoren und Thrombozyten verbraucht werden. In der Folge kann es zu unkontrollierbaren Blutungen kommen, weil das Blutstillungssystem erschöpft ist.

In die andere Richtung kann es auch durch äußere Einflüsse zu einer unerwünschten Gerinnung innerhalb der Blutgefäße kommen. Dafür verantwortlich sind besonders drei Faktoren (Virchow-Trias):
– Strömungsverlangsamung bzw. Strömungsveränderung z. B. durch Bettlägerigkeit, Immobilisation, langes Sitzen, Lähmungen, Ruhigstellung während einer OP, aber auch durch unnatürliche Wirbelbildung im Blutstrom z. B. in Varizen,
– Gefäßwandschädigung nach einer Verletzung oder Operation, bei Entzündungen oder Tumoren,
– Veränderung der Blutzusammensetzung mit einem Ungleichgewicht zwischen Gerinnung und Fibrinolyse, was bei Krankheiten (z. B. als Begleiterscheinung bei Tumoren) vorkommen kann, besonders aber durch das Rauchen und die „Pille" verursacht wird.

– Kommt es zur Thrombose verschließt sich das Gefäß, was zu dem dumpfen Spannungsgefühl, und den ziehenden Schmerzen führt. Eventuell kann es auch zu einer Umfangszunahme und einer Überwärmung des betroffenen Beins kommen. Die Haut ist dann glänzend und gespannt. Das Blut sucht sich dann normalerweise andere Wege, um abzufließen, so dass sonst kleine und feine oberflächennahe Venen an Volumen zunehmen, um die anfallende Blutmenge zu bewältigen. Die Klappen der Vv. perforantes, die eine normalerweise einseitige Verbindung zwischen den oberflächlichen und den tiefen Beinvenen darstellen, werden gesprengt und das Blut fließt über diese „Umleitung" ab (*Abb. 6.1*).

Bleibt eine Behandlung aus, wird der Thrombus mit der Zeit rekanalisiert. Das Gefäß ist dann jedoch meist kleiner als vorher und die Gefäßwand verhärtet. Es drohen weitere Thrombosen durch Verwirbelungen in den Varizen und trophische Störungen mit Ödembildung und Wundheilungsstörungen. Auch die Venenklappen funktionieren in derart rekanalisierten Venen nicht mehr so gut. Es kommt dann zu einer chronischen Veneninsuffizienz und das Blut muss dauerhaft vermehrt über die oberflächlichen Venen abfließen. Eine Varikosis entwickelt sich. Durch den daraus resultierenden verlangsamten Blutstrom und das geschädigte Umgebungsgewebe kann ein sog. postthrombotisches Syndrom entstehen. Hierbei ist das umliegende Gewebe schlechter durchblutet. Dadurch wird das Gewebe

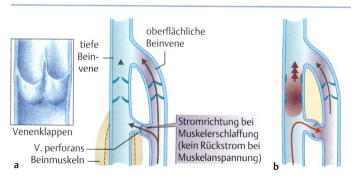

Abb. 6.1 Beinvenenthrombose. a normale Flussverhältnisse, *b* akute Phlebothrombose mit Emboliegefahr.

dünner und häufig bräunlich verfärbt. Es können Juckreiz, Entzündungen und Ödeme auftreten. Die Gefahr, langfristig ein Ulcus cruris zu entwickeln, wird deutlich erhöht. Somit spielt die Prophylaxe neuer Thrombosen eine große Rolle.

Fall: Bei Steffanie Jansen führte die Immobilisation zu einer Strömungsverlangsamung des Blutes. Die Schädigung des Gefäßes nach der Operation bildete den „Kristallisationspunkt" für die Thrombozyten. Zunächst hatten die Heparininjektionen dafür gesorgt, dass das Blut nicht zu leicht gerinnen konnte, weil Heparin Thrombin inaktiviert, und zum anderen sorgten die medizinischen Thromboseprophylaxestrümpfe dafür, dass das Blut in Ruhe rascher in den Venen fließt. Durch Druck von außen soll der Durchmesser der oberflächlichen Venen verringert und die Flussgeschwindigkeit erhöht werden. Sie übernehmen bei einer Immobilisation oder Minderbeanspruchung die Funktion der Muskulatur, die bei normaler Bewegung den Druck auf die Venen ausüben, wodurch das Blut wegen der Venenklappen in Richtung Herzen getrieben wird.

Welche weitere Diagnostik wurde durchgeführt?

Fall: In der Klinik wurde zur Sicherung der Verdachtsdiagnose eine Farbduplex-Sonographie durchgeführt, die das diagnostische Instrumentarium der 1. Wahl ist. Erwartungsgemäß bestätigte sie die Thrombose der V. poplitea. Die Untersuchung des Blutbildes und der Gerinnungsparameter erbrachte keine weiteren Auffälligkeiten, die den Verdacht in Richtung einer Gerinnungsstörung gelenkt hätten (*Abb. 6.2*).

Wie kann geholfen werden?

Die Ziele der Behandlung sind die Vermeidung der Lungenembolie und der Ausbreitung der Thrombose sowie die Rekanalisierung des Gefäßes, um die Venenklappen zu erhalten und ein postthrombotisches Syndrom (s. o.) zu vermeiden.

Quick-Wert	PTT	Thrombo-zytenzahl	Blutungs-zeit	wahrscheinliche Ursachen der hämorrhagischen Diathesen (gilt für mittelschwere bis schwere Störungen)
normal	normal	normal	normal	**vaskuläre Ursache, Faktor-XIII-Mangel**
↓	normal	normal	normal	**Faktor-XII-Mangel**
normal	↑	normal	normal	**Heparingabe, Faktormangel VIII, IX, XI, XII**
normal	normal	↓	↑	**Thrombozytopenie**
↓	↑	normal	normal	**Cumaringabe, Vitamin-K-Mangel, Faktormangel I, II, V, X**
normal	↑	normal	↑	**v. Willebrand-Jürgens-Syndrom**
↓	↑	↓	↑	**Leberschaden, Verbrauchs-koagulopathie, Sepsis**

↓ erniedrigt   ↑ verlängert

Abb. 6.2 Gerinnungsstörung. Interpretation von Gerinnungstestergebnissen.

Die wichtigste Komplikation der Thrombose ist die lebensgefährliche Lungenembolie. In den ersten Tagen der Thrombose ist der Thrombus noch nicht so fest mit der Gefäßwand verwachsen. Es besteht die Gefahr, dass er sich ablöst und zum Embolus wird. Mit dem Blutstrom gelangt er dann aus den Beinvenen über das Herz in die Lunge, wo er seiner Größe entsprechend in irgendeinem Gefäß hängen bleibt. Das dahinter befindliche Lungengewebe kann also nicht mehr am Gasaustausch teilnehmen. Je nachdem wie groß dieser Abschnitt ist, kann dieser Vorgang unbemerkt bleiben oder aber mit Thoraxschmerzen, Luftnot und Unruhe verbunden sein. Schließlich kann es auch innerhalb von Minuten zum tödlichen Rechtsherzversagen kommen.

Bei weniger als eine Woche alten Thrombosen kann eine Lysetherapie zur Auflösung des Thrombus versucht werden, die jedoch zahlreiche Kontraindikationen hat. Eine operative Thrombektomie wäre eine weitere therapeutische Maßnahme.

Prophylaktisch wird bei einer Thrombosegefahr wie etwa nach einer OP mit anschließender Immobilisation die Gerinnungsfähigkeit des Blutes herabgesetzt. Dies erfolgt meistens über Heparin. Weitere Möglichkeiten sind die Marcumar-Therapie, welche das für die Gerinnung wichtige Vitamin K hemmt, und die Therapie mit niedrig dosierter Acetylsalicylsäure, welche die Aggregation der Thrombozyten hemmt. Die Pille wird natürlich abgesetzt.

Merke. Ein venöser Thrombus, der sich ablöst und zum Embolus wird, muss zwangsläufig in der Lunge stecken bleiben, da auf seinem Weg durch die großen Venen und das rechte Herz erst hier die Gefäße wieder enger werden. Allein seine Größe entscheidet darüber, ob die folgende Lungenembolie lebensgefährlich wird oder nicht.

Fall: Gegen die unangenehmen Schmerzen erhielt Frau Jansen zunächst ein orales Analgetikum. Der junge Assistenzarzt in der Ambulanz hatte seine Hausaufgaben gemacht und wusste, dass eine i. m.-Injektion

eine eventuelle Lysebehandlung zunichte machte. Das Risiko einer massiven Nachblutung in den Muskel wäre dann eine Zeit lang zu groß.

Was tut die Pflege bei einer tiefen Venenthrombose?

 Die folgenden Maßnahmen sind für eine Oberschenkel- und Beckenvenenthrombose gedacht. Bei Unterschenkelthrombosen genügt die Bettruhe.

Es muss strenge Bettruhe herrschen, damit der Thrombus sich nicht durch eine Flussbeschleunigung bei Bewegung ablöst. Aus dem gleichen Grunde muss eine Obstipation trotz der Bettruhe durch entsprechende Kost und der Unterstützung von Bifiteral als „Weichmacher" verhindert werden, da das Pressen beim Stuhlgang ebenfalls das Ablösen des Thrombus begünstigen würde, denn das Pressen erhöht auch den Druck im venösen Gefäßsystem. Somit sind auch bei einem sonst vielleicht recht gesunden und mobilen Patienten umfangreiche Hilfen bei Körperpflege und Nahrungsaufnahme notwendig.

Ab dem ersten Tage setzt wieder die Heparinisierung ein. Ebenso werden die Thromboseprophylaxestrümpfe wieder getragen. Das Problem ist, dass es sehr unterschiedliche Studien und Meinungen in den Kliniken zum Thema Bettruhe bei einer Thrombose und Art der Kompression gibt. Zum Teil wird behauptet, dass man beim Gehen Thromboseprophylaxestrümpfe tragen muss, dann wieder werden keine Thromboseprophylaxestrümpfe verordnet (z. B. bei starken Ödemen). Die Bezeichnung „Kompressionsstrümpfe" sollte vorsichtig verwendet werden. Der typische Kompressionsstrumpf *muss* im Liegen ausgezogen werden, da die Durchblutung, hier besonders der kleinsten Arterien im Bein unterbunden wird.

Gleichzeitig muss bei der Bettlägerigkeit die Pneumonie- und Dekubitusgefahr berücksichtigt werden.

Wegen der Heparinisierung und besonders im Falle einer Lysetherapie müssen die Gerinnungswerte regelmäßig kontrolliert werden. Die Extremität wird mit Blick auf Puls, Wärme, Farbe, Umfang und Sensibilität überwacht.

Was muss der Patient außerdem noch wissen?

Der Patient muss ausführlich darüber informiert werden, dass er bei neuen Arztkontakten stets auf die stattgefundene Thrombose hinweist, da verschiedene Medikamente die Thrombosegefahr erhöhen. Auch z. B. bei Flugreisen muss das Thromboserisiko mit einem Arzt besprochen werden.

Grundsätzlich gilt: Die Gesundheitsberatung ist der Schlüssel zur kausalen Behandlung, die in der Vermeidung von Ursachen und Risikofaktoren durch den Patienten selbst liegt. Dabei ist jedoch immer zu bedenken, dass letztendlich der Patient die Entscheidung für sein Handeln trägt.
Ziel der Beratung ist es, die Selbstständigkeit des Erkrankten soweit wie möglich zu erhalten, ihm Anregungen zu geben und Komplikationen zu verhindern.

Risikofaktoren		Wissen über Erkrankung	
Info:	Auswirkungen der Risikofaktoren, wie Rauchen, Alkohol, Hypertonie, Bewegungsmangel und Übergewicht verdeutlichen.	Info:	Im Beratungsgespräch sollte erfasst werden, welches Wissen der Patient über seine Erkrankung hat.
Empfehlung:	• konkrete Hilfe zur Verhaltensänderung aufzeigen, z. B. Raucherentwöhnungskurse, Diätberatungen usw. • Informationsbroschüren anbieten	Empfehlung:	• über Selbsthilfegruppen informieren • Informationsbroschüren anbieten

Beratung „Aktivitäten des täglichen Lebens"

Grundsätzlich gilt: Der Patient sollte motiviert werden, die ATL möglichst lang selbstständig durchzuführen. Die Angehörigen sollten in die Beratung mit einbezogen werden, weil sie oft eine wichtige Hilfe bei der Alltagsbewältigung sind.

ATL „Sich bewegen"	ATL „Sich Waschen und Kleiden"	ATL „Körpertemperatur regulieren"
Empfehlung: • regelmäßige aktive Bewegung zur Förderung der Muskelpumpe • Ausdauersport unter ärztlicher Kontrolle (Wandern, Radfahren) • langes Sitzen vermeiden, tagsüber und nachts Beine hochlagern • keine Knierolle verwenden → führt zur Venenkompression und Verschlechterung des venösen Rückflusses	**Empfehlung:** • Kompressionsstrümpfe, -verband • Kaltwasseranwendungen (Abduschen der Beine mit kaltem Wasser, kalte Fußbäder, Wassertreten, Schwimmen) → aktiviert die glatte Muskulatur der Venen • sorgfältige Pflege und Beobachtung der Haut • Vorsicht bei Pediküre → Verletzungsgefahr! • keine einengende oder zu warme Kleidung • bequeme Schuhe wählen, keine hohen Absätze → Funktion der Muskelpumpe wird verschlechtert	**Empfehlung:** • keine Wärmeexposition und -zufuhr → Wärme führt zur Weitstellung der Venen und zur Verlangsamung des venösen Rückflusses • Sauna und Sonnenbaden vermeiden

ATL „Sich sicher fühlen und verhalten" ATL „Raum und Zeit gestalten - arbeiten und spielen"	ATL „Essen und trinken" ATL „Ausscheiden"
Empfehlung: • Verletzungen vorausschauend vermeiden • wechselnde und regelmäßige Bewegung am Arbeitsplatz	**Empfehlung:** • auf ausreichende Flüssigkeitszufuhr achten • Obstipationsprophylaxe

Abb. 6.3 Informationen zur Gesundheitsberatung.

Weitere Gesundheitstipps sind in *Abb. 6.3* zusammengefasst.

Fall: Die Popliteathrombose von Steffanie Jansen nimmt gewissermaßen eine Mittelstellung im Behandlungsplan zwischen den Unterschenkel- und den Oberschenkelvenenthrombosen ein. Aus diesem Grunde wurde für sie die Bettruhe auf einige Tage begrenzt, bis der Heparin- Schutz anhand der Gerinnungswerte erkennbar war. Die medizinischen Thromboseprophylaxestrümpfe (MTS) trug sie die ganze Zeit.

Sollte sie einmal wieder bettlägerig werden, muss in Zukunft stets eine Heparinisierung erwogen werden. Schließlich konnte sie überzeugt werden, sich für andere Verhütungsmethoden zu entscheiden.

Ihre sportlichen Aktivitäten wird sie bald wieder aufnehmen können und sollte dies auch ausdrücklich tun.

07

Wenn sich die Nierenkörperchen entzünden...

Akute Glomerulonephritis

Was war passiert?

Die 52-jährige Bäuerin Lisa Krus hatte schon seit vielen Jahren Probleme mit ihren Beinvenen und auch mehrere Thrombosen durchlitten. Alle Bemühungen, den Zustand ihrer Venen und den Blutfluss zum Herzen zu verbessern, sei es durch Bewegung oder Lymphdrainagen, halfen nicht. Aber vielleicht trugen diese Maßnahmen ja auch dazu bei, dass es nicht schlechter wurde? Jedenfalls mochte sie ihre Beine nicht mehr ansehen. Als sie noch jünger war, war sie stolz auf ihre kräftigen aber wohlgeformten Beine, doch nach den Geburten der Kinder und spätestens seit Beginn der Wechseljahre waren sie unansehnlich, fand sie, so dass sie fast nur noch Hosen trug. Besonders die Unterschenkel waren oft dick und von den schrecklichen violetten und knotigen Venen durchzogen. Die Haut an den Unterschenkeln und den Knöcheln war sehr empfindlich. Außerdem zog sie sich bei der Arbeit auf dem Hof und im Stall ständig kleinere Verletzungen an den Händen und den Beinen zu.

Jetzt gab es da diese kleine Wunde, die jedoch wieder zu verheilen schien, wenn auch recht langsam. Vermutlich hatte die Wundheilung in der Nacht den Juckreiz ausgelöst. Jedenfalls hatte sie sich an dieser Stelle, vielleicht unbewusst mit dem anderen Fuß, gekratzt – es ließ sich nicht mehr genau sagen. Die Wunde hatte sich danach entzündet, war stark gerötet und geschwollen. Sie fühlte sich elend, hatte starke Schmerzen im Bein und sogar etwas Fieber. Es sah alles nach einer Wundrose aus.

Sie erinnerte sich, dass ihre Mutter auch einmal so etwas gehabt hatte und es mit Essigumschlägen behandelt hatte. So wollte sie es auch versuchen und gegen die Schmerzen konnte sie ja Schmerzmittel nehmen. Auf diese Weise ersparte sie sich den Weg zum Arzt in die Stadt. Schließlich musste die Arbeit ja auch gemacht werden und sie wäre den ganzen Tag dafür unterwegs. Also biss sie die Zähne zusammen und ließ sich mehr als üblich von ihren

Söhnen helfen. Nach einer Woche klangen die Beschwerden langsam wieder ab. Schwellung und Rötung waren unter den Umschlägen auch etwas zurückgegangen.

Vierzehn Tage später fühlte sie sich jedoch plötzlich wieder schlechter. Der Rücken tat ihr weh und sie meinte, sich vielleicht eine Erkältung eingefangen zu haben. Dann sah sie beim Gang zur Toilette, dass alles voller Blut war. Sie stieß einen kurzen Schrei aus und wäre vor Schreck beinahe in Ohnmacht gefallen. Als ihr herbeigeeilter Mann sah, worüber sie sich so erschrocken hatte, rief er sofort den Notarzt.

Situationseinschätzung

Wie schätzen Sie die Situation spontan ein? Was ist Ihnen besonders aufgefallen?

Welche pflegerelevanten Fragen stellen Sie sich?

Wie erklären Sie sich, dass es zu diesem Krankheitsbild kommen konnte?

Welche Symptome und Pflegephänomene waren bei diesem Patienten zu beobachten?

_____

_____

_____

_____

Was denken Sie, wie diesem Patienten medizinisch und pflegerisch geholfen werden kann?

_____

_____

_____

_____

_____

Was sagte der Arzt?

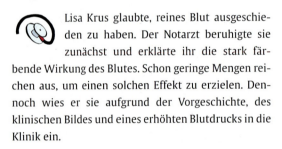 Lisa Krus glaubte, reines Blut ausgeschieden zu haben. Der Notarzt beruhigte sie zunächst und erklärte ihr die stark färbende Wirkung des Blutes. Schon geringe Mengen reichen aus, um einen solchen Effekt zu erzielen. Dennoch wies er sie aufgrund der Vorgeschichte, des klinischen Bildes und eines erhöhten Blutdrucks in die Klinik ein.

Wie konnte es dazu kommen?

Anatomische und physiologische Grundlagen

 Der Feinaufbau der Nieren ist sehr komplex. Das gesamte Nierengewebe besteht fast nur aus kleinsten Röhrchen und Blutgefäßen. Die kleinste funktionelle Einheit der Niere ist das Nephron. Es besteht aus dem Nierenkörperchen und dem dazugehörigen Tubulus (Nierenkanälchen). Die Niere besteht im Wesentlichen aus über 1 Million Nephronen, die alle das gleiche tun und insgesamt die Nierenfunktion ausmachen. Etwas vereinfacht betrachtet liegen die Nierenkörperchen in der Rindenzone der Niere, die Tubuli und Sammelrohre in der Markzone. Dieser – auch makroskopisch gut sichtbare – Aufbau erinnert ein wenig an das Gehirn mit den Zellkörpern in der grauen Rinde und den Axonen im weißen Mark.

Die Nierenkörperchen bestehen aus Glomeruli (Blutkapillarschlingen), um die sich das Nierenkanälchen stülpt. Hier erfolgt die Filtration des Blutes, die pro Tag 170 l beträgt. In dem anschließenden Tubulus jedes Nephrons werden dann etwa 99 % des Wassers wieder zusammen mit zahlreichen Stoffen wie Glukose, Aminosäuren, Ionen, kleinen Proteinmolekülen oder Vitaminen resorbiert. Ein Tubulus mündet dann zusammen mit hunderten anderen in einem Sammelrohr, wo der Primärharn weiter zum sog. Sekundärharn konzentriert wird. Diese Sammelrohre leiten den Harn dann über die Nierenpapillen in das Nierenbecken, von wo aus die täglich 1,5 l Harn über die ableitenden Harnwege ausgeschieden werden (Abb. 7.1).

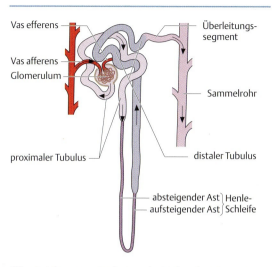

Vas efferens
Überleitungssegment
Vas afferens
Glomerulum
Sammelrohr
proximaler Tubulus
distaler Tubulus
absteigender Ast ⎫ Henle-
aufsteigender Ast ⎭ Schleife

Abb. 7.1 Schema eines Nephrons. Jedes Nephron besteht aus dem Nierenkörperchen mit zu- und abführendem Blutgefäß, dem proximalen Tubulus, der dünnen und langen Henle-Schleife, dem distalen Tubulus und dem Sammelrohr. Die Henle-Schleife dient zusammen mit dem parallel verlaufenden Sammelrohr der Harnkonzentrierung.

Die Aufgabe der Nieren bei diesem Prozess ist es, die Resorption von Salz und Wasser zu steuern und an den aktuellen Bedarf anzupassen. Über das Zusammenspiel mit der Atmung reguliert die Niere auch den Säure-Basen-Haushalt, indem sie die Ausscheidung von H^+-Ionen oder HCO_3^- variiert. Ferner ist sie, ähnlich wie die Leber, an der Ausscheidung von Giftstoffen und Endprodukten des Stoffwechsels (z. B. Harnstoff) beteiligt. Und schließlich produziert sie Hormone (Erythropoetin, Calcitriol) und übernimmt einzelne Funktionen im Stoffwechsel. So reguliert sie einen Teil der Glyconeogenese und des Eiweißabbaus.

Krankheitsentstehung

Eine akute Glomerulonephritis kann vielfältige Ursachen haben. Die häufigste ist jedoch die Sekundärerkrankung nach einer Streptokokkeninfektion (z. B., nach Scharlach, einem Erysipel, Otitis media, Infektion der Tonsillen oder nach einem dentalen Eiterherd). Typischerweise kommt es 1–2 Wochen nach der Genesung von einer solchen Infektionskrankheit zu einem neuerlichen Krankheitsgefühl. Die Erkrankung verläuft jedoch auch in vielen Fällen asymptomatisch.

Wird sie dann nicht rechtzeitig erkannt, kann sich eine chronische Glomerulonephritis mit allmählicher Verschlechterung der Nierenfunktion entwickeln.

Sind die Glomeruli stärker betroffen und entzündet, ist ihre Funktion deutlicher gestört. Sie können nicht mehr richtig filtrieren und lassen vermehrt Eiweiß und Blut durch. Natrium wird vermehrt resorbiert. Dadurch entstehen Ödeme, gerne auch an den Augenlidern *(Abb. 7.2)*, eine Hämaturie und eine Hypertonie. Nierenschmerzen und Fieber können hinzutreten. Schließlich droht die Ausbildung eines akuten Nierenversagens (siehe Kapitel 8). Der Grund dafür ist, dass die gegen die Streptokokken gebildeten Antikörper mit Antigenen der Streptokokken feste Komplexe bilden, die sich an den Glomeruli ablagern und Entzündungszellen anlocken.

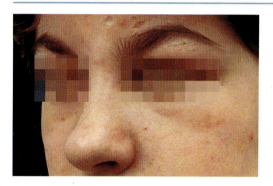

Abb. 7.2 Ödembildung. Bei nephrotischen Patienten sammeln sich Ödeme nicht nur lageabhängig an Knöcheln und Unterschenkeln, sondern finden sich auch in der periorbitalen Gesichtsregion.

Welche weitere Diagnostik wurde durchgeführt?

 Die Diagnose einer Glomerulonephritis erfolgt zunächst über die Blut- und Urinuntersuchungen. Wegen der vermehrten Durchlässigkeit der Glomeruli finden sich im Urin Erythrozyten und Eiweiß in Konzentrationen, die die Normalwerte mehr oder weniger stark überschreiten. Da es viele Ursachen für eine Glomerulonephritis und auch unterschiedliche Typen dieser Krankheit gibt, sind weitere Laboruntersuchungen angezeigt. Ein erhöhter Antistreptolysintiter spricht für eine Poststreptokokkenglomerulonephritis. Allerdings ist dieser Wert nur in etwa der Hälfte der Fälle erhöht. Bei einem negativen Befund ist man also nicht viel klüger als vorher.

Wie kann geholfen werden?

Therapeutisch werden bei einem Streptokokkeninfekt Antibiotika verabreicht. Daneben müssen die bereits eingetretenen Komplikationen behandelt werden. Dazu zählen die Folgen der vermehrten Wassereinlagerung wie etwa Ödeme und Hypertonie. Mit einem Schleifendiuretikum wird Natrium- und Wasser entzogen.

Merke. Das Schleifendiuretikum hat seinen Namen vom Ansatzpunkt an der Henle-Schleife des Nephrons. Dort wird die Rückresorption von NaCl und Wasser unterbunden, die somit massiv ausgeschieden werden.

Was tut die Pflege bei akuter Glomerulonephritis?

Bei dieser eher schwer zu verstehenden Erkrankung ist es wichtig, dass sich auch der Patient ein möglichst genaues Bild machen kann, indem ihm die notwendigen Informationen in verständlicher Form gegeben werden. Man sollte dann versuchen, im Gespräch herauszufinden, wie viel In-

formationen wirklich angekommen sind und richtig verstanden wurden.

Besonders im Hinblick auf Eiweiß und Salz ist eine Ernährungsberatung erforderlich. Die Eiweißverluste kann der Patient diätetisch ausgleichen. Bei einer Niereninsuffizienz wird zur eiweißarmen Kost geraten, um den Harnstoff- und Kreatininstoffwechsel nicht zusätzlich zu belasten. Eine Diätassistentin erläutert, dass auch mit diesen Einschränkungen für den Patienten eine abwechslungsreiche und schmackhafte Kost möglich ist.

Das Kreatinin wird mindestens zweimal pro Woche über einen 24-Stunden-Sammelurin kontrolliert, um eine möglicherweise rapid-progressive Verlaufsform rechtzeitig zu entdecken. Außerdem sollte der Patient Bettruhe einhalten. Worauf die Patienten noch achten müssen, entnehmen Sie bitte dem Infoblatt (Abb. 7.3).

Fall: Nach drei Wochen konnte Lisa Krus schließlich die Klinik wieder verlassen. Als sie verstanden hatte, was mit ihr geschehen war, ärgerte sie sich schwarz darüber, dass sie die Symptome nicht ernst genug genommen hatte. Obwohl sie im Grunde bei ganz guter Gesundheit war, hatten auch die Selbstheilungskräfte des Körpers ihre Grenzen. Jetzt blieb die Arbeit erst recht liegen. Weil es bei Erwachsenen nur in der Hälfte der Fälle zur völligen Ausheilung kommt, muss Lisa Krus auch weiterhin zu Kontrolluntersuchungen der Nieren und wird dies auch noch für mehrere Jahre lang fortsetzen, weil nur so eine chronische Entwicklung rechtzeitig erkannt werden kann.

Beratung: Durch gezieltes Informieren des Patienten wird das Krankheitsverständnis erleichtert und seine Bereitschaft zur Zusammenarbeit mit dem therapeutischen Team gefördert. Wichtig ist, dass Sie die Informationen in einer dem Patienten verständlichen Form vermitteln.

Wasserhaushalt

- Wodurch entstehen die Ödeme?
- Wie kann der Eiweißverlust begrenzt werden?

Info: Da als Folge der Kapillarveränderungen der Glomeruli sehr große Mengen Eiweiß durch die Nieren ausgeschieden werden, kommt es im Blut zum Eiweißverlust (Hypoproteinämie). Folgen sind Ödeme im Sitzen an den Beinen, im Liegen eher Lid-, Gesichts-oder Flankenödeme, später auch Aszites, Pleuraerguss.
Empfehlung:
- engmaschige Ein- und Ausfuhrkontrolle
- tägliche Gewichtskontrollen
- Trinkmengenbegrenzung (1,5 – 2,5 l/Tag)
- Natriumreduktion (<3g/Tag)

Thrombosegefahr

- Weshalb ist eine längere Bettruhe erforderlich?
- Wieso besteht ein erhöhtes Thromboserisiko?

Info Bettruhe: Der Körper befindet sich in einem Ausnahmezustand. Jegliche körperliche Anstrengung ist zu vermeiden (bis zu Wochen), da Nieren, Herz und Kreislauf dringend entlastet werden müssen.
Info Thromboserisiko: Die Konzentration vieler hoch- und niedermolekularer Proteine ist vermindert. Ein Verlust des AT-III (Heparin-Co-Faktor) führt zu erhöhter Thromboseneigung.
Empfehlung:
- ca. 3 – 4 Wochen Bettruhe
- eine vollständige Mobilisation des Patienten sollte erst nach Abklingen der Entzündung, nach Arztanordnung, erfolgen

Blutdruckveränderungen

- Wie reagiert der Blutdruck?
- Wie oft sollte der Blutdruck kontrolliert werden?

Info: Der Organismus reagiert auf die gestörten Regulationsmechanismen der Niere mit einer arteriellen Hypertonie. Besonders nachts kann es zu hohen Werten kommen. Der Patient kann sie durch eine gerötete Gesichtsfarbe, Kopfschmerzen, ggf. Sehstörungen bemerken.
Empfehlung:
- Blutdruck mehrmals täglich kontrollieren
- bei erhöhten Werten umgehend Arzt informieren
- ein mobiles Blutdruckmessgerät hilft bei der Kontrolle

Infektionsgefahr

- Weshalb besteht ein erhöhtes Infektionsrisiko?
- Worauf sollten die Patienten achten?

Info: Es gibt keine vorbeugenden Maßnahmen gegen eine immunologische Aktivität, die zur Glomerulonephritis führen kann. Das Immunsystem wird gleichzeitig geschwächt durch die Entzündung und durch die Ausscheidung von Immunglobulinen im Rahmen der Proteinurie. Diese führt zu Störungen der humoralen Immunität und somit zu einer erhöhten Infektanfälligkeit.
Empfehlung:
- Zeichen beginnender Infektionen beachten, damit frühzeitig Antibiotika verordnet werden können

Abb. 7.3 Infoblatt zur Gesundheitsberatung.

08

Wenn die Nieren ihr Aufgaben nicht mehr erfüllen...

Akutes Nierenversagen

Was war passiert?

Angefangen hatte für den 54-jährigen Peter Schlegel alles auf der Betriebsratsitzung. Sein Kollege Klaus hatte darauf bestanden, dass er teilnahm. Er sagte, die Wahl des Vorsitzenden sei außerordentlich wichtig für ihre gesamte berufliche Zukunft. Peter saß den ganzen Abend neben seinem Vorgesetzten, der ganz offensichtlich eine Erkältung ausbrütete. Da Peter bei Ansteckungen schon immer anfällig war, dauerte es auch diesmal nicht lange, bis sein Hals kratzte, die Nase lief und sich ein hartnäckiger Husten einstellte. Als nach zwei Wochen immer noch keine Besserung eingetreten war und sich seine beiden ewig nörgelnden, halbstarken Söhne demonstrativ die Ohren zuhielten, wenn er hustete, schickte seine Frau ihn zum Arzt. Dort wurde er gründlich untersucht und natürlich die Lunge sorgfältig abgehört. Einige Rasselgeräusche wären zwar zu hören, Fieber hatte er jedoch nicht und auch kein Gewicht verloren. Neben seinem Übergewicht, das auch einen leichten Diabetes zur Folge hatte, war Peter Schlegel eigentlich recht gesund. Durch diätetische Disziplin schaffte er es auch, den Blutzucker im Normbereich zu halten, ohne dass er zusätzliche Medikamente dafür einnehmen musste. Zur Sicherheit und weil die letzte Aufnahme schon 14 Jahre alt sei, schickte ihn sein Hausarzt zum Röntgen des Thorax.

Als er am nächsten Tag anrief, um den Befund zu besprechen, meinte der Arzt, dass er eine unklare Stelle auf der Lunge entdeckt habe, die man abklären müsse. Er glaube jedoch nicht an etwas Ernstes. Zwei Tage später fand sich Peter beim Radiologen ein. Eigentlich war es ihm zuviel Zeit, die er in diese lächerliche Krankheit stecken sollte. Zudem war sein Husten sehr viel besser geworden. Der Radiologe fragte ihn nach einer Kontrastmittelallergie. „Nicht dass ich wüsste", sagte Peter, der eigentlich das Wort selbst schon kaum verstand. Eine halbe Stunde danach sprach der Radiologe kurz mit Peter über den Befund. Aus seiner Sicht wären die Schatten nur harmlose Tuberkulosresiduen. Peter verstand nur harmlos, aber das genügte ihm schon. Er wusste ohnehin, dass ihm nichts fehlte und er kerngesund und leistungsfähig war. Eine Woche später fühlte er sich jedoch plötzlich schwach und abgeschlagen. Er hatte auch das Gefühl, etwas wenig Luft zu bekommen. War der Befund vielleicht doch nicht so harmlos gewesen? Nur mit Mühe brachte er den Arbeitstag hinter sich und legte sich zu Hause ins Bett. Appetit hatte er gar keinen, ein bisschen übel war ihm und er hatte das Bedürfnis, das Kopfteil des Bettes etwas zu erhöhen. Dann schlief er zwei Stunden. Als er aufwachte war er sehr blass und es ging im erheblich schlechter. Seine Frau versuchte daraufhin den Hausarzt zu erreichen.

Situationseinschätzung

Wie schätzen Sie die Situation spontan ein? Was ist Ihnen besonders aufgefallen?

Welche pflegerelevanten Fragen stellen Sie sich?

Wie erklären Sie sich, dass es zu diesem Krankheitsbild kommen konnte?

Welche Symptome und Pflegephänomene waren bei diesem Patienten zu beobachten?

_____

_____

_____

_____

Was denken Sie, wie diesem Patienten medizinisch und pflegerisch geholfen werden kann?

_____

_____

_____

_____

Was sagte der Arzt?

Da es aber bereits früher Abend war, musste sie sich an den Dienst habenden Arzt wenden. Nachdem er sich den Ablauf der letzten vier Wochen noch einmal genau schildern hatte lassen, untersuchte er Peter Schlegel gründlich. Beim Abhören war ein Rasselgeräusch zu hören. Außerdem waren seine Knöchel etwas geschwollen. Er fragte Peter, ob er auch normal Wasser lassen könne. Peter überlegte, sagte dann, dass er seit dem Morgen nicht mehr auf der Toilette gewesen sei. Der Arzt bat ihn, dies zu tun und ein wenig davon in einem Glas aufzufangen. Auch die kleine Menge, die Peter mitbrachte, reichte für einen Urin-Schnelltest aus. Der Arzt stellte einen erhöhten Harnstoffwert fest. Das Ergebnis ließ den Verdacht auf ein akutes Nierenversagen zu, es konnte sich aber auch um eine Rechtsherzinsuffizienz handeln. Zur Sicherheit ließ er Peter ins Krankenhaus einweisen. Im Falle eines akuten Nierenversagens war die rechtzeitige Behandlung sehr wichtig, da anderenfalls die Gefahr von Schock, Urämie, Lungenödem und anderen lebensbedrohlichen Komplikationen bestand. Außerdem war das Risiko einer chronifizierten Niereninsuffizienz nicht zu vernachlässigen.

Wie konnte es dazu kommen?

Anatomie und physiologische Grundlagen

Die anatomischen und physiologischen Grundlagen werden ausführlich in Kapitel 7 Akute Glomerulonephritis beschrieben.

Krankheitsentstehung

Ein manifestes akutes Nierenversagen verläuft recht gleichförmig in vier Stadien über mehrere Monate.

Schädigungsphase. Es kommt zunächst zur Oligurie oder Anurie, aber die Konzentrationsfähigkeit der Niere ist noch erhalten. Das Harnvolumen kann noch normal sein, auch wenn die eingeschränkten tubulären Transportprozesse die Flüssigkeitsresorption senken. Diese Phase dauert Stunden oder wenige Tage.

Oligo-/anurische Phase. Es droht die Überwässerung des Körpers mit Lungenödem, metabolischer Azidose, Urämie und Hyperkaliämie, die zu Herzrhythmusstörungen führen kann. Sie dauert 1–10 Wochen.

Polyurische Phase. Die Urämiesymptome gehen zurück und es drohen jetzt Exsikkose und Elektrolytverlust. Hier erholen sich die Glomeruli bereits wieder und produzieren Primärharn, während die Resorptionstätigkeit des Nephronepithels noch eingeschränkt ist. Über die Niere wird viel Salz und damit auch viel

Wasser verloren. Sie dauert Tage oder mehrere Wochen.

Restitutionsphase. Sie dauert ein bis mehrere Monate.

Wie bei allen intravenös verabreichten Substanzen ist auch bei der Kontrastmittelgabe im Rahmen von Röntgenuntersuchungen immer mit Komplikationen zu rechnen. Hier sind es v. a. allergische Reaktionen, die sofort, nach vielen Minuten oder auch noch viel später auftreten können. Deshalb ist nach Kontrastmitteluntersuchungen eine strenge Krankenbeobachtung sehr wichtig, auch wenn bisher noch keine Kontrastmittelallergie bekannt war.

Gerade bei einer eingeschränkten Nierenfunktion, etwa im Rahmen einer diabetischen Vorerkrankung, ist das Risiko eines akuten Nierenversagens infolge einer Kontrastmitteluntersuchung erhöht. Bei manchen Menschen wirken die Kontrastmittel offenbar toxisch auf die Nephrone, besonders eben, wenn eine Vorschädigung besteht, die klinisch noch gar nicht aufgefallen sein muss. Aus diesem Grunde wird vor der Kontrastmittelgabe der Kreatininwert bestimmt, um einen Anhaltspunkt für die Nierenfunktion zu bekommen.

Merke. Das akute Nierenversagen hat in seinem typischen Krankheitsverlauf zwei Phasen, die mit ihren Symptomen und dem daraus resultierenden pflegerischen Bedarf einander stark entgegengesetzt sind: die anurische Phase und die polyurische Phase. Während in der ersten eines der Hauptprobleme die Überwässerung ist, ist es in der zweiten gerade der übermäßige Flüssigkeits- und Salzverlust.

Welche weitere Diagnostik wurde durchgeführt?

 In Anbetracht der (drohenden) Schwere der Erkrankung muss möglichst rasch die Ursache gefunden werden *(Abb. 8.1)*.

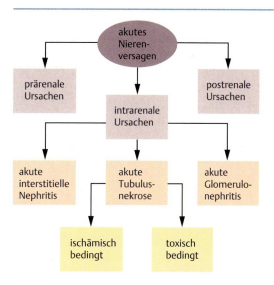

Abb. 8.1 Akutes Nierenversagen. Einteilung in die Hauptkategorien und Differenzierung der intrarenalen Ursachen.

Durch Ultraschall lässt sich ganz schnell feststellen, ob die mangelnde Harnproduktion durch einen Harnverhalt bei voller Blase zu Stande kommt oder ob die Blase leer ist und demnach kein Harn produziert wird. Auch lässt sich einschätzen, ob das Nierenversagen eine bis dahin eher gesunde oder eine bereits vorgeschädigte Niere betrifft.

Die Untersuchung des Urins gibt Aufschluss über die Konzentrationsfähigkeit der Niere, die im akuten Nierenversagen erlischt. Deshalb wird das spezifische Gewicht des Urins bestimmt. Weitere Auskünfte über die Ursache der Erkrankung gibt der Kreatininwert und die Urinkultur.

Über das EKG können mögliche Folgen einer Kaliumretention auf den Herzrhythmus überwacht werden.

Im Blut lassen sich viele mögliche Ursachen nachweisen oder auch ausschließen, wie z. B. Hämolyse oder Autoantikörper bei Verdacht auf eine Autoimmunogenese des Nierenversagens. Werte wie Harnstoff, Kreatinin, Kalium, Natrium, Blutgase und die Gerinnungsparameter sagen etwas über die aktuelle Bedrohung des Patienten aus.

Frühzeitig muss die Frage nach einer evtl. notwendigen Dialyse beantwortet werden. Dazu gibt es den Furosemidtest, der zeigt, ob das Nephron auf die Stimulation des Wirkstoffs anspricht und demnach noch eine Funktion hat.

Wie kann geholfen werden?

 Ein akutes Nierenversagen muss auf einer Intensivstation behandelt werden, da die Ursachen meist schwerwiegende Erkrankungen sind *(s. Abb. 8.1)*.

Im Stadium der Anurie geht es darum, die aus dem Gleichgewicht geratene Mineralstoff- und Flüssigkeitsbilanz medikamentös zu kompensieren. Dabei stehen die Hyperkaliämie und die metabolische Azidose im Vordergrund. Es werden Schleifendiuretika, Kationenaustauscher und Natriumbikarbonat verabreicht. Wenn diese medikamentösen Maßnahmen zur Entwässerung nicht ausreichen und Harnstoff- und Kreatininwerte zu hoch sind, ist eine Kurzzeitdialyse über einen ZVK indiziert *(Abb. 8.2)*.

Merke. Ein akutes Nierenversagen betrifft häufig schwer kranke Menschen auf einer Intensivstation (z. B. Herz-Kreislauf-Erkrankungen, Sepsis). Dort liegt die Sterblichkeitsrate besonders wegen der Grunderkrankungen trotz Einsatz aller Therapiemaßnahmen bei 50–70 %.

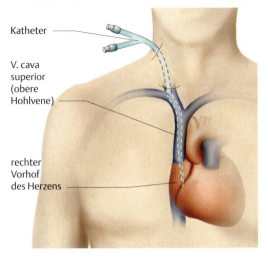

Katheter

V. cava superior (obere Hohlvene)

rechter Vorhof des Herzens

Abb. 8.2 Shaldon-Katheter. Schematische Darstellung eines Katheters zur akuten Dialysebahndlung.

Was tut die Pflege beim akutem Nierenversagen?

Oligo-/anurische Phase. Folgende Maßnahmen sind in diesem Stadium wichtig:
– sorgfältige Flüssigkeitsbilanzierung einschließlich ZVD-Bestimmung , um den Patienten nicht zu überwässern und Komplikationen wie Lungenödem oder Herzrhythmusstörungen zu verhindern,
– transurethraler oder suprapubischer Blasenkatheter hilft bei der genauen stündlichen Bestimmung der Urinmenge *(Abb. 8.3)* ,
– Ernährung muss an die Nierensituation angepasst sein (wenig Natrium, Eiweiß und Kalium bei ausreichender Kalorienzahl),
– Vitalzeichen werden streng kontrolliert,
– vorbestehende Medikationen müssen entsprechend der Nierenleistung dosiert werden. Am besten eignet sich die regelmäßige Wirkstoffspiegelkontrolle im Serum.
Polyurische Phase. Jetzt kann der Patient im Durchschnitt 5 l täglich ausscheiden. Es besteht somit die Gefahr der Hypokaliämie, die wiederum zu Herz-

rhythmusstörungen und zum Herzstillstand führen kann. Folgende Maßnahmen werden getroffen:

– Flüssigkeitsbilanzierung erfolgt weiterhin, jetzt aber unter umgekehrten Vorzeichen *(s. Abb. 8.3)*,
– der Patient muss nun reichlich trinken, um den Flüssigkeitsverlust auszugleichen und um seinen Blutdruck stabil zu halten. Die Speisen sollen nun sehr salzhaltig sein und auch reichlich Kalium enthalten, denn der Patient ist durch den Flüssigkeits- und Salzverlust bedroht, weil die Tubulusfunktion sich erst später als die Glomerulusfunktion erholt. Evtl. wird Kalium medikamentös ergänzt,
– bei normaler Nierenfunktion, kann der Eiweißgehalt der Nahrung allmählich wieder an Schlegel hatte Glück. Die Ursache des akuten Nierenversagens war rasch klar und so konnte sich die Behandlung ganz auf die Symptomatik richten ohne gleichzeitig noch eine schwerwiegende Grunderkrankung berück gehoben werden.

Fall: Peter sichtigen zu müssen. Nach 5 Tagen setzte die Miktion wieder ein und sein Zustand verbesserte sich rasch. Auch die Nierenwerte normalisierten sich und nach knapp drei Wochen konnte er die Klinik wieder verlassen. Er erhielt einen Notfallausweis mit dem Vermerk, dass er keine Röntgenkontrastmittel erhalten darf. Es hätte für ihn auch schlimmer ausgehen können. Gut, dass man die Ursache so schnell gefunden und mit der Behandlung begonnen hatte, sonst hätte sich auch leicht ein chronischer Verlauf einer Niereninsuffizienz ergeben können.

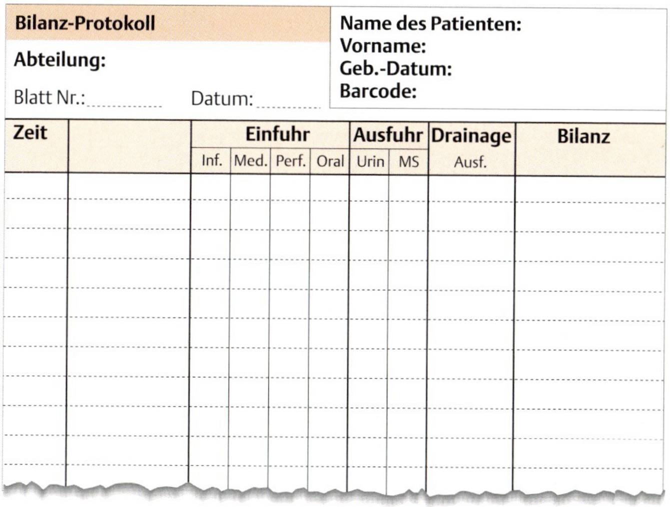

Bilanz-Protokoll								Name des Patienten:	
Abteilung:								Vorname: Geb.-Datum:	
Blatt Nr.:		Datum:						Barcode:	
Zeit			**Einfuhr**				**Ausfuhr**	**Drainage**	**Bilanz**
		Inf.	Med.	Perf.	Oral	Urin	MS	Ausf.	

Abb. 8.3 Flüssigkeitsbilanzierung. Zur Überwachung der Flüssigkeitsaufnahme und -ausscheidung werden alle bilanzierbaren Flüssigkeiten dokumentiert.

09

Wenn die Harnleiter durch einen Stein eingeengt sind...

Nierenkolik

Was war passiert?

Eigentlich hätte es so ein schöner Tag für den 28-jährigen Stefan Strack werden sollen. Gerade hatte er eine Auszeichnung für seine Diplomarbeit als Betriebswirt erhalten und dies mit einigen Freunden in einem Restaurant ausgiebig gefeiert. Auch wenn er wusste, dass er sein Gewicht eigentlich etwas reduzieren sollte, war dieser Abend wohl kaum der richtige Zeitpunkt für eine Diät. Also bestellte er sich ein opulentes Wildragout und trank dazu einen fürstlichen Wein und noch vieles mehr. Es wurde eine sehr lange Nacht, die er sich auch verdient hatte. Am nächsten Tag wollte er ein paar Einkäufe machen und sich so für die Entbehrungen und den Stress der vergangenen Monate belohnen, doch in der Nacht wurde er plötzlich wach und verspürte Schmerzen im Rücken und seitlichen rechten Unterbauch, dazu eine zunehmende Übelkeit. Er wälzte sich ein wenig herum, schob es auf den Alkohol und schwor sich, nie mehr so viel zu trinken.

Doch die Schmerzen nahmen zu. Er ging zur Toilette. Dabei wurde er von der Übelkeit überwältigt und erbrach sich. Gleichzeitig wurden die Schmerzen immer stärker und Stefan Strack bekam es mit der Angst zu tun. Er musste zwei-, dreimal rufen, bis einer seiner beiden Mitbewohner ihn hörte und zu Hilfe kam. Sie alarmierten den Notarzt, während er sich vor Schmerzen krümmte und kaltschweißig und unruhig auf dem Badezimmerboden wand.

Situationseinschätzung

Wie schätzen Sie die Situation spontan ein? Was ist Ihnen besonders aufgefallen?

_____

_____

_____

_____

_____

_____

Welche pflegerelevanten Fragen stellen Sie sich?

_____

_____

_____

_____

Wie erklären Sie sich, dass es zu diesem Krankheitsbild kommen konnte?

_____

_____

_____

_____

Welche Symptome und Pflegephänomene waren bei diesem Patienten zu beobachten?

_____

_____

_____

_____

Was denken Sie, wie diesem Patienten medizinisch und pflegerisch geholfen werden kann?

_____

_____

_____

_____

Was sagte der Arzt?

Dem erfahrenen Notarzt reichte der Anblick des übergewichtigen Mannes, ein paar Angaben zum Vorabend und zu den Schmerzen, um zu ahnen, dass keine lebensbedrohliche Erkrankung vorlag, auch wenn Herr Strack sich so fühlte. Es waren für den Notarzt eindeutig Kolikschmerzen. Damit kamen Galle und Niere als betroffene Organe infrage. Er spritzte Herrn Strack rasch ein krampflösendes Mittel und etwas gegen die Schmerzen und bereits während des Transports ins Krankenhaus ließen die Symptome etwas nach. Stefan Strack hatte aber immer noch Angst und machte sich Sorgen, dass mit seinem Körper etwas nicht in Ordnung war. So starke Schmerzen konnten doch eigentlich nur etwas sehr Ernstes bedeuten.

Wie konnte es dazu kommen?

Anatomische und physiologische Grundlagen

Die Nieren liegen gut geschützt von Muskulatur, Wirbelsäule und den Bauchorganen hinter dem Peritoneum. Ihre Aufgabe ist die Bereitung des Harns, wodurch dem Körper Abbauprodukte des Stoffwechsels und Giftstoffe entzogen werden. Dazu gehört auch die Stabilisierung des Wasser- und Mineralstoffhaushaltes. Darüber wird auch Einfluss auf den pH-Wert des Blutes genommen, der in einem engen Bereich stabil gehalten werden muss, damit alle Stoffwechselprozesse normal ablaufen können. Die Niere unterliegt hormoneller Steuerung und produziert selbst Hormone wie das Renin und das Erythropoetin.

Der in den Nierenkörperchen gebildete Harn sammelt sich dann über die Nierenkelche im Nierenbecken an, von wo er über die Harnleiter in die Blase geleitet wird (siehe hierzu auch Kapitel 7 akute Glomerulonephritis und Kapitel 8 akutes Nierenversagen).

Merke. Der Harnleiter weist auf seinem Weg zur Blase drei physiologische Engstellen auf, in denen Harnsteine besonders oft stecken bleiben *(Abb. 9.1)*. Sie befinden sich:

– *am Abgang des Harnleiters aus dem Nierenbecken,*
– *an der Kreuzung mit den Gefäßen des Beckens,*
– *an der Einmündung in die Blase.*

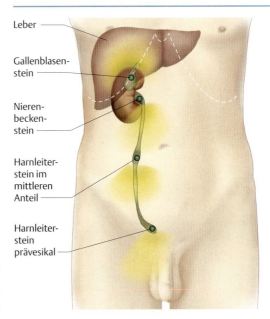

Abb. 9.1 Koliken. Schematische Darstellung der häufigsten Steinlokalisationen und resultierende Schmerzprojektion.

Purine sind die Bausteine der DNS. Sie stellen den Code dar, der, wenn er abgelesen wird, durch Proteinsynthese die Aminosäuren als Eiweißbausteine entstehen lässt. Beim Abbau der Purine wird ein Teil in Harnsäure verwandelt. Es besteht im Körper beim Gesunden ein Gleichgewicht zwischen einerseits der Entstehung von Purinen aus dem körpereigenen Stoffwechsel und der Aufnahme von Purinen über die Nahrung und andererseits dem Ausscheidungsvermögen der Niere für die Harnsäure.

Krankheitsentstehung

Das Gleichgewicht zwischen Produktion und Aufnahme von Harnsäure und ihrer Ausscheidung kann auf zweierlei Arten gestört sein:
– durch vermehrte Zufuhr von Purinen,
– durch verminderte Ausscheidung von Harnsäure.

Im Falle der vermehrten Zufuhr von außen liegt (neben einer genetischen Disposition) ein Diätfehler vor. Purine kommen vermehrt in allen Lebensmitteln vor, die aus vielen kleinen Zellen bestehen oder erzeugt werden. Das sind in erster Linie die tierischen Nahrungsmittel, weil Tiere insgesamt kleinere Zellen haben als Pflanzen. Besonders gilt dies dann z. B. für Innereien, Fleischextrakte, Fisch oder Muscheln, wo die Zellen nochmals kleiner sind und somit über die vielen Zellkerne relativ viel mehr Purine aufgenommen werden.

Es können aber auch im Organismus selbst vermehrt Purine anfallen, wie etwa bei einer Leukämie oder bei einer Krebstherapie. In beiden Fällen gehen viele Zellen zu Grunde und es werden viele Purine freigesetzt. Gleiches gilt für Fastenkuren und Diäten, da hierbei zunächst Muskulatur abgebaut wird (erst später Fett!), was ebenfalls viele Purine freisetzt.

Wenn die anfallende Harnsäuremenge nicht mehr von der Niere bewältigt werden kann, bilden sich Harnsäurekristalle im Interstitium und auch im mit Harnsäure übersättigten Urin aus. Wenn die Kristalle sich zusammenlegen und vergrößern, können sie die ableitenden Harnwege in Form von Steinen besonders an den drei physiologischen Engstellen verlegen. Die Harnleiter versuchen, peristaltisch dagegen anzukämpfen, um den Stein voranzutreiben. Die Kontraktionen der Harnleiter sind sehr schmerzhaft und verursachen die Koliken. Der Verschluss kann auch zu einem Rückstau in die Nieren führen, sodass nichts mehr ausgeschieden werden kann und die Niere geschädigt wird.

Die Erkrankung wird begünstigt durch:
– mangelnde Bewegung (Bewegung reduziert Übergewicht und lässt evtl. vorhandene Steine schneller und leichter abgehen),
– eiweißreiche Nahrung (sie ist oft besonders purin- und kalziumreich und beides trägt einen Teil zur Bildung unterschiedlicher Harnsteine bei),
– unzureichende Flüssigkeitsaufnahme (Flüssigkeit sorgt für ein verändertes Lösungsverhältnis und

eine gute Durchspülung der Nieren und der ableitenden Harnwege).

Exkurs Gicht
Die Gicht entsteht ebenfalls durch eine dauerhafte Erhöhung des Harnsäurespiegels im Blut. Die Kristalle lagern sich auch gerne in der Synovialflüssigkeit der Gelenke ab und am ehesten dort, wo es ein wenig kühler ist, d. h. an den Finger- und Zehengelenken. Dort entstehen also die Gichtknötchen, die sich immer wieder als aseptische Entzündung schmerzhaft bemerkbar machen können.

Symptome

Typisch für die Nierenkolik sind die starken Kolikschmerzen, die Stefan Strack große Angst machten *(s. Abb. 9.1)*. Die starke vegetative Reizung führte auch zu der Übelkeit. Sie kann evtl. auch zu einem Stillstand der Darmperistaltik oder zur Schocksymptomatik führen. Die Schmerzen kommen in Wellen von Minuten und können Tage anhalten. Der Patient krümmt sich und ist sehr unruhig und ständig bemüht, eine irgendwie weniger schmerzhafte Haltung zu finden. Im Gegensatz dazu bewegt sich ein Patient, dessen starke Bauchschmerzen auf einen akuten Bauch zurückgehen (z. B. bei Peritonitis), sehr wenig.

Fall: Mit dem Stein sind auch die Schmerzen ein wenig gewandert, so dass Stefan Strack später auf der Station den größten Schmerz bereits an einer etwas anderen Stelle angab, als noch wenige Stunden zuvor Er verspürte auch einen Harndrang, doch ging nur tropfenweise Urin ab, der auch noch blutrot gefärbt war.

Welche weitere Diagnostik wurde durchgeführt?

 Die Sonografie zeigt einen Harnstau oder eine Nierenbeckenerweiterung. In der Urografie erkennt man kalziumhaltige Oxalat-

und Phosphatsteine bereits auf der Leeraufnahme (80 %). Urat- und die seltenen Zystinsteine werden nur über die Kontrastmittelaussparung entdeckt. Es ist also wichtig, zuerst die Leeraufnahme durchzuführen, da man zwar sonst die Aussparung erkennt, aber eine Aussage über die Art des Steins verhindert wird. Da eine Kontrastmittelaussparung aber unspezifisch ist, wird in diesem Fall z. B. über ein CT ein Tumor als Ursache ausgeschlossen. Ein NMR ist bei Kontraindikationen für das Röntgenkontrastmittel angebracht.

Es wird eine Blut- und vor allem eine Urinuntersuchung (Hämaturie) durchgeführt:
– Harnsäure und Parathormon werden im Blut bestimmt, um so die Ursache zu finden,
– Harnstoff und Kreatinin geben Auskunft über den Zustand der Nieren,
– die Bestimmung der Gerinnungsparameter zeigt an, ob von der Blutung, die der Steinabgang auslöst, eine größere Gefahr ausgeht,
– im Urin wird nach Keimen gesucht, das Sediment beurteilt und die Steinart bestimmt, weil dies etwas über die Ursache sagen kann und Bedeutung für die Behandlung und Prophylaxe hat.

Fall: Die dramatischen Beschwerden mussten trotz der wahrscheinlichen Diagnose des Notarztes genau abgeklärt werden, denn es gibt eine Reihe anderer, wenngleich seltenerer Erkrankungen, die ähnliche Beschwerden verursachen können. Einige davon sind allerdings mit den weiblichen Geschlechtsorganen verbunden und fielen bei Stefan Strack somit aus. Als er schließlich auf die Station gebracht wurde, hatte er schon eine ganze Reihe von Untersuchungen über sich ergehen lassen müssen und die Verdachtsdiagnose einer Nierenkolik konnte bestätigt werden.

Wie kann geholfen werden?

Zunächst werden die Schmerzen und Krämpfe mit einem krampflösenden und einem schmerzstillenden Mittel per Infusion weiter behandelt. Hinzu kommt ein Medikament zur Abschwellung der Schleimhaut, da ein Stein den Harnleiter verletzen und eine lokale Entzündungsreaktion auslösen kann, welche den Weitertransport des Steins zusätzlich behindert.

Dann muss der Stein ausgetrieben oder aufgelöst werden:
– ein konservativer Ansatz dabei ist die sog. Trinkstoßtherapie,
– eine medikamentöse Auflösung wird nur bei Harnsäuresteinen erreicht.

Apparative Methoden zur Steinbeseitigung sind:
– die extrakorporale Stoßwellenlithotripsie (ESWL), durch die mit hoher Erfolgsquote der Stein aufgelöst werden kann,
– die mit Sonografie gesteuerte perkutane Endoskopie mit instrumenteller Steinentfernung,
– endourologische Verfahren mit einer kleinen Zange oder Schlinge.
Eine operative Entfernung ist heute nur noch selten erforderlich.

Was tut die Pflege bei der Nierenkolik?

Die Schmerzen können zusätzlich mit warmen Wickeln auf den Flanken am Übergang zwischen Brust- und Lendenwirbelsäule gelindert werden. Der geschädigte Harnleiter und die evtl. gestaute Niere sind ein idealer Nährboden für aufsteigende Infektionen der Harnwege, weshalb mehrmals täglich die Temperatur kontrolliert wird. Schon bei einem geringen Verdacht auf eine Infektion muss mit Antibiotika behandelt werden.

Eine besonders wichtige Rolle spielt die Flüssigkeitsbilanzierung mit gleichzeitigem Filtern und Sammeln des Urins und Auffangen von Steinen. Damit kann dann frühzeitig ein Hinweis auf die Zusammensetzung des Steins gewonnen werden, was Konsequenzen für die Therapie und die weitere Prophylaxe hat. Bei Durchfall oder Fieber mit vermehrtem Schwitzen muss die

Flüssigkeitszufuhr entsprechend zusätzlich erhöht werden.

Nach Möglichkeit soll sich der Patient viel bewegen. Durch schnelles Gehen, Hüpfen oder Treppensteigen kann der Stein entlang des Harnleiters in die Blase abrutschen. Da der Patient jedoch nach der ersten Kolikerfahrung Angst vor neuerlichen Schmerzen haben wird, sollte er dabei begleitet werden.

Was passiert bei einer Trinkstoßbehandlung?

Ziel der Trinkstoßbehandlung ist es, das Urinvolumen durch Flüssigkeit und Diuretika zu erhöhen. Es müssen dabei 3–4 l in 24 Stunden getrunken werden, um die als erforderlich angesehene Urinmenge von 2–2,5 l zu erzeugen. Durch die erhöhte Urinausscheidung wird die Übersättigung des Harns mit den steinbildenden Substanzen verhindert, so dass sich auch keine weiteren Konkremente bilden und anlagern und schon vorhandene kleine Steine ausgespült werden können. Ein weiterer Grund möglichst viel zu trinken ist ein hoher Durchfluss, weil dadurch das Risiko einer aufsteigenden Infektion verringert wird.

Da das reichliche Trinken und auch die Gabe von Diuretika den Kreislauf belastet, müssen bei Patienten mit labilem Kreislauf regelmäßig Puls und Blutdruck kontrolliert werden. Bei Überwässerung kann es zum Lungenödem mit entsprechender Dyspnoe kommen, weshalb auch die Atmung überwacht wird (evtl. Anlage eines Überwachungsbogens). Außerdem kann durch das viele Trinken der Appetit leiden.

Was muss der Patient außerdem noch wissen?

In der Nachsorge sollte der Patient eine Ernährungsberatung erhalten *(Abb. 9.2)*. Es sollten auch der Mechanismus des Steinabgangs erläutert werden, damit die dabei entstehenden Schmerzen zumindest weniger hilflos und angstvoll erlebt werden.

Merke. Da bei einer Diät zunächst Muskeleiweiße abgebaut werden, kommt es dabei zu einem Purin-anstieg. Deshalb muss bei einer Disposition zu Nierensteinen eine Diät behutsam angegangen werden.

Fall: Nach zwei Tagen war es geschafft. Stefan Strack hatte noch mehrere Koliken durchlitten, die jedoch dank der krampflösenden und analgetischen Medikamente besser auszuhalten waren. Der Stein konnte nach Einschätzung der Ärzte aufgrund seiner Größe durch Trinkstoßbehandlung ausgetrieben werden. Schwierigkeiten hatten ihm die zusätzlichen Bewegungsübungen bereitet, mit denen das Abrutschen des Steins unterstützt werden sollte. Als die zierliche Pflegeschülerin ihn dabei begleitet und gestützt hatte, wäre er gerne 20 Kilo leichter gewesen. Doch schließlich kam es zu dem ersehnten Klick, als der Stein abgegangen und in den Filter gefallen war. Die Analyse zeigte dann, dass es sich um einen Harnsäurestein gehandelt hatte. Diese sind zwar nicht so häufig wie Kalziumphosphat- oder Kalziumoxalatsteine, machen aber immer noch etwa 15 % der Fälle aus.

Auch wenn Stefan Strack den Zusammenhang zwischen seiner Ernährung und der Nierenkolik verstanden hat, muss er doch davor gewarnt werden, gleich mit einer Diät zur Gewichtsreduktion zu beginnen. Viel wichtiger ist in seinem Fall regelmäßige körperliche Bewegung, was nicht nur der Entstehung von Harnsteinen entgegenwirkt sondern gleichzeitig auch sein Gewicht reduziert. Sein Bedarf an Tee und Mineralwasser ist wegen der Trinkstöße fürs Erste gedeckt. Allerdings weiß er jetzt wie wichtig es ist, jeden Tag reichlich zu trinken. Er will versuchen, sich durch Auswahl von Mineralwasser, Tee und Säften das Trinken etwas angenehmer zu gestalten.

Grundsätzlich gilt: Besonders wichtig ist eine medikamentöse Schmerz- und abschwellende Therapie im Rahmen des provozierten – also gewollten – Steinabganges, der ebenso schmerzhaft sein kann wie eine Nierenkolik. Eine Steigerung der Nierenarbeit kann den abgangsfähigen Stein (Größe unter 1 cm Durchmesser) herausspülen.

▶ Beratung „Selbstpflegekonzept"

Info: Jede Steinentfernung beseitigt zwar das Endprodukt eines Krankheitsgeschehens und gleichzeitig auch das Symptom, nicht aber die Ursache, da für die Entstehung eines Harnsteins meist die chemische Veränderung des Urins, nämlich die Übersättigung mit steinbildenden Substanzen, verantwortlich ist. Die wirksamste Vorbeugung ist die persönliche Disziplin in der Lebensweise.

Ernährung und Bewegung

- Was weiß der Patient über den Zusammenhang zwischen gesunder Lebensweise und Steinbildung?
- Was ist bei der Ernährung und der Bewegung zu beachten?

Info Ernährung: Die Ernährung kann die Steinbildung zwar nicht auslösen, stellt aber einen steinbildungsfördernden Faktor dar. Übergewicht, reichliche Mahlzeiten und Alkohol fördern die Entstehung von Harnsteinen.
Eine gesunde Lebensweise mit geeigneter Ernährung hilft einer erneuten Steinbildung vorzubeugen.

Empfehlung: Für jede Steinart gibt es eine Liste von empfohlenen und zu meidenden Nahrungsmitteln:
- bei Kalziumoxalatsteinen sind z. B. Rhabarber, Spinat, Rote Beete, Mangold, Kakaoprodukte zu vermeiden
- bei Harnsäuresteinen: große Fleischmengen, Innereien, Hülsenfrüchte, Pilze, Hering, Kaffee, Bier, Most meiden

Info Bewegung: Viel Bewegung wie Treppen steigen, Hüpfen, schnelles Gehen fördern – über das Prinzip der Schwerkraft – das Herabrutschen des Steines.

Empfehlung: Besonders nach einer ersten Kolikerfahrung kann die Angst vor den erneuten heftigen Schmerzen sehr groß sein. Es ist ratsam, sich zu den erforderlichen Bewegungsübungen begleiten zu lassen.

Trinkmenge (Trinkstoß)

- Was ist bei einer Trinkstoßtherapie zu beachten?
- Welche Komplikationen können auftreten?

Info: Durch harntreibende Tees und Medikamente (Diuretika) wird das Urinvolumen erhöht. Ziel ist es, so viel Flüssigkeit zu sich nehmen, dass in 24 Std. ca. 2–2,5 Liter Urin ausgeschieden werden (Durchfälle, vermehrtes Schwitzen erhöhen entsprechend die Trinkmenge). Die Trinkmenge wird über den Tag verteilt. Die Trinkmenge kann zu einem verringerten Appetit führen.

Empfehlung:
- therapeutische Trinkmenge unbedingt einhalten
- bei häufiger Steinbildung auch im Verlauf der Nacht trinken, damit der Harn nachts nicht zu stark konzentriert (nachts bietet sich die Benutzung einer Urinflasche bzw. eines Toilettenstuhls an)
- mittels Teststreifen oder Urometer das spezifische Gewicht des Urins mehrmals am Tag bestimmen (spezifisches Gewicht sollte < 1015 liegen)

Meist kann die vorgegebene Flüssigkeitsmenge nicht gleich in der dafür notwendigen Zeiteinheit getrunken werden:
- Welche Flüssigkeitsmenge wurde vor Beginn der Erkrankung getrunken?
- therapeutische Trinkmenge benötigt Anpassungszeit
- oftmals können Mitpatienten über einen Wettbewerbscharakter (wer schafft die Trinkmenge am schnellsten?) von der Trinkanstrengung ablenken

Durch die großen Flüssigkeitsmengen wird der Kreislauf stark belastet:
- regelmäßige Kontrolle von Blutdruck und Herzfrequenz
- Kontrolle der Atmung (Dyspnoe ist Anzeichen einer Überwässerung)
- regelmäßig Temperaturkontrollen, um Entzündungen der ableitenden Harnwege frühzeitig zu erkennen

Getränkeart

- Welche Getränke soll der Patient zu sich nehmen?
- Welche Getränke sind zu meiden?

Info: Am geeignetsten für die Harnverdünnung sind Mineralwässer und Kräutertees. Der ungewöhnliche Geschmack von Heilwässern oder lau temperiertem Tee (um ihn rasch trinken zu können) kann eine Belastung sein.
Je nach Steinart sollten bestimmte Mineralstoffe nur in geringerer Mengen enthalten sein (z. B. Kalium, Magnesium, Natrium). Außerdem ist zu beachten, welches Mineralwasser den Harn je nach Notwendigkeit ansäuert oder alkalisch macht:
- bei Steinen, die in saurem Milieu entstehen (Harnsäure, Zystin), muss der Urin alkalisch gemacht werden,
- bei Steinen, die im alkalischen Milieu entstehen, muss der Urin angesäuert werden.

Empfehlung:
- Genussmittel (Tee/Kaffee) meiden
- andere Harnverdünnungsgetränke (Mineralwässer/Kräutertees) bevorzugen
- Mineralwassersorte muss auf die Art der Harnsteinerkrankung abgestimmt werden. Die Mineralwassertabellen können in Patientenratgebern nachgelesen werden

Abb. 9.2 Infoblatt. Gesundheitsberatung eines Patienten mit Harnsteinleiden.

10

Wenn zu wenig funktionsfähige Erythrozyten gebildet werden...

Anämie

Was war passiert?

Wieder einmal saß die 52-jährige Verena Pahle in diesem hübschen Wartezimmer mit den vielen Pflanzen und diesem angenehmen Duft. Er wurde von den großen Kerzen erzeugt, die in der gesamten Praxis brannten. Gleichzeitig ertönte sanfte Harfenmusik. Es genügte die Praxis der Heilpraktikerin nur zu betreten, um sich besser zu fühlen. Seit 5 Monaten war sie schon hier in Behandlung doch noch immer fühlte sie sich oft müde. Manchmal hatte sie sogar Atemnot, dann wieder etwas Magendrücken und Verstopfung, außerdem Kribbeln in den Beinen. Ihr Hausarzt hatte vermutet, es könnte Blutarmut sein und ihr ein Eisenpräparat verschrieben. Nach zwei Wochen jedoch hatte sie so starke Verstopfung gehabt, dass sie lieber die Müdigkeit in Kauf nahm und das Eisenpräparat absetzte, ohne sich wieder bei dem Arzt zu melden. Eine Freundin empfahl ihr diese Heilpraktikerin und lobte überschwänglich ihre naturheilkundlichen Methoden.

Mit der Heilpraktikerin konnte sie auch darüber sprechen, wie schwer es ihr fällt, dass ihre Tochter das Elternhaus verlassen hat oder dass sie sich seit Beginn der Wechseljahre nicht mehr als vollwertige Frau fühlte. Die Heilpraktikerin untersuchte ihre Iris. Dann musste Verena die Arme ausstrecken und dabei etwas in der Hand halten, sanft hatte die Heilpraktikerin Verenas Kopf hin- und hergewogen und schließlich gab sie ihr ein homöopathisches Mittel, das bestimmt helfen würde und völlig ohne Nebenwirkungen sei. Zudem empfahl sie noch ein Vitaminpräparat. Voller Zuversicht begann Verena die Medikamente einzunehmen und fühlte sich zunächst tatsächlich irgendwie kräftiger und auch lebensfroher. Doch dann ließ die Wirkung wieder nach. Die Heilpraktikerin sagte, das sei ganz typisch und normal und gab ihr ein anderes Mittel. Leider verspürte Verena auch dann keine erhebliche Verbesserung, jedoch gewöhnte sich sehr an die langen und intensiven Gespräche mit der Heilpraktikerin, so dass sie sich beinahe freute, wenn ein neuer Behandlungsversuch misslang. Ihre Müdigkeit war zwar immer noch da, ebenso der Schwindel und die Beschwerden im Bauch, aber ihre Stimmung war inzwischen besser. Und wahrscheinlich hätte sie sich selbst mit diesem Zustand abgefunden, wenn die Heilpraktiker Verena nicht geraten hätte, doch noch einmal zu einer vollständigen Blutuntersuchung zu einem Internisten zu gehen.

Situationseinschätzung

Wie schätzen Sie die Situation spontan ein? Was ist Ihnen besonders aufgefallen?

_____

_____

_____

_____

_____

_____

Welche pflegerelevanten Fragen stellen Sie sich?

_____

_____

_____

_____

Wie erklären Sie sich, dass es zu diesem Krankheitsbild kommen konnte?

_____

_____

_____

_____

Welche Symptome und Pflegephänomene waren bei diesem Patienten zu beobachten?

_____

_____

_____

_____

Was denken Sie, wie diesem Patienten medizinisch und pflegerisch geholfen werden kann?

_____

_____

_____

_____

Was sagte der Arzt?

 Als sie zum zweiten Male in diesem engen und stickigen Wartezimmer saß, wünschte sich Verena Pahle wieder zu ihrer „Naturärztin" zurück. Heute sollte der Blutbefund besprochen werden. Der Arzt hatte viel weniger Zeit für sie, sprach wieder von einer Blutarmut und wollte sie sogar ins Krankenhaus schicken. Er versuchte ihr den Sachverhalt zu erklären, aber als sie es am Abend ihrem Mann erzählen wollte, merkte sie erst, dass sie eigentlich kein Wort von alledem verstanden hatte. Am nächsten Tag rief sie ein wenig verzweifelt bei ihrer Naturärztin an. Zu ihrer Enttäuschung meinte diese aber, sie sollte unbedingt dem Rat des Internisten folgen.

Wie konnte es dazu kommen?

Anatomische und physiologische Grundlagen

 Die Erythrozyten sind die kernlosen Zellen des Blutes, deren Aufgabe der Gastransport zwischen der Lunge und allen anderen Körperzellen ist. Sie bestehen zu gut einem Drittel aus Hämoglobin, dem Transportmolekül für O_2 und CO_2 (wobei das CO_2 auch noch auf anderen Wegen den Organismus verlässt). In größeren Mengen erscheinen Erythrozyten im arteriellen Blut als typisch hellrot (Oxyhämoglobin) und im venösen Blut dunkel – bis blau-rot (reduziertes Hämoglobin). Erythrozyten sind kleine bikonkave Scheiben mit einem Durchmesser von etwa 7,5 μm. Da die Erythrozyten bis in die kleinsten Kapillaren (die z. T. einen noch kleineren Durchmesser haben als sie selbst) vordringen müssen, ver-

mögen sie ihre Form sehr stark zu verändern (*Abb. 10.1*). Dafür besitzen sie ein sehr stabiles Zytoskelett.

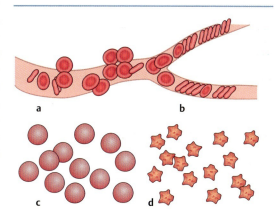

Abb. 10.1 Formveränderungen der roten Blutkörperchen. **a** Erythrothrozyten liegen in größeren Blutgefäßen weitgehend ungeordnet aneinander, **b** in kleineren Gefäßen ordnen sie sich hintereinander in Form sog. Geldrollen an, **c** sinkt die Konzentration an gelösten Stoffen im Plasma (Osmolalität), dann blähen sie sich zu Kugelzellen auf, **d** während in einer Umgebung mit hoher Osmolalität die Erythrozyten zu einer sog. Stechapfelform zusammenschrumpfen.

Ein Mensch hat etwa 4,8–5,4 Mill. Erythrozyten pro μl (= $4,8$–$5,4 \times 10^{12}$ pro l). Abweichungen von 0,5 Mill. nach oben oder unten sind noch normal. Ein Fetus verfügt über mehr Erythrozyten (etwa 6 Mill. pro μl), weil im Mutterleib das Sauerstoffangebot noch gering ist. Es erhöht sich erst nach der Geburt und der Lungenentfaltung. Rasch müssen große Mengen von Erythrozyten abgebaut werden. Sollte dann das dabei frei werdende Bilirubin nicht schnell genug abgebaut werden – was oft der Fall ist -, kommt es zum Ikterus neonatorum (Neugeborenengelbsucht).

Die Gesamtzahl der Erythrozyten ist wesentlich vom Sauerstoffbedarf des Körpers bzw. vom Angebot an Sauerstoff (aus der Lunge) abhängig. Ist der Bedarf groß (z. B. bei körperliche Belastung) bzw. das Angebot niedrig (z. B. in Bergluft), wird die Zahl der produzierten Erythrozyten entsprechend angepasst. Ein Ausdauertraining stimuliert sogar den Körper zur Produktion weiterer Erythrozyten. Dadurch wird die O_2-Speicherkapazität des Blutes erhöht, was die Sauerstoffversorgung (z. B. der Muskulatur) verbessert. Langstreckenläufer oder Radrennfahrer führen gerne ihr Training in großen Höhen durch, damit der Körper durch das dort geringere Sauerstoffangebot mehr Erythrozyten produziert. Die Leistungssportler können dann mehr Sauerstoff aufnehmen, wodurch die für Dauerleistungen wichtige aerobe Leistungsfähigkeit in gewohnter Lufthöhe verbessert wird. Dieser Effekt hält i. d. R. einige Wochen an.

Die Steuerung der Erythrozytenproduktion erfolgt hormonell und zwar im Wesentlichen durch Erythropoetin, das die Bildung von Proerythrozyten im Knochenmark stimuliert. Es wird unter Einfluss des renalen erythropoetischen Faktors der Nieren in der Leber erzeugt. Seine Produktion ist vom Sauerstoffgehalt des arteriellen Blutes abhängig. Unter normalen Bedingungen ist somit kein Erythropoetin im Blut vorhanden. Sinkt die Erythrozytenzahl jedoch ab, wird zur Gegensteuerung Erythropoetin gebildet.

Krankheitsentstehung

Bei einer Hämoglobinkonzentration < 12 g/l bei Frauen und < 14 g/l bei Männern wird von einer Anämie gesprochen. Entweder liegt ein Mangel an Erythrozyten oder ein Mangel an Hämoglobin in den Erythrozyten zu Grunde (bei normaler Zellzahl). Um funktionsfähige Erythrozyten in ausreichender Anzahl produzieren zu können, benötigt der Organismus genügend Vitamin B12 (Cobalamin), Folsäure und Eisen. Diese sind für die Produktion von Hämoglobin wichtig. Fehlt einer dieser Faktoren, entsteht eine Anämie aufgrund einer zu geringen Produktion von Erythrozyten oder von Hämoglobin. Auf dem Wege der Reifung von der Stammzelle im Knochenmark bis zu voll ausgebildeten und funktionsfähigen Erythrozyten können sich verschiedene Krankheiten und Störungen so auswirken, dass am Ende nicht genügend funktionsfähige Erythrozyten vorhanden sind und verschiedene Anämieformen entstehen.

So kann etwa bei einer Nierenschädigung die Bildung des für die Erythrozytenreifung erforderlichen Erythropoetins gestört sein. Ein Mangel an Folsäure oder Vitamin B12 führt zur sog. **megaloblastären Anämie.** Dazu kommt es meist durch eine chronische Gastritis oder nach einer Magenteilresektion, denn im Magen wird der sog. Intrinsic factor gebildet. Dieser bindet sich an das Vitamin B12, das nur auf diese verbundene Weise im Darm aufgenommen werden kann. Ohne diesen Faktor nützt auch die größte orale Zufuhr des Vitamins nichts. Ein Mangel an Vitamin B12 macht sich dann in einem auf typische Weise veränderten Blutbild mit den Symptomen einer Anämie bemerkbar. Das Vitamin ist auch wichtig für die Funktion der Nervenzellen, so dass es auch in diesem Bereich zu Störungen kommen kann. Zunächst treten Sensibilitätsstörungen auf, später auch muskuläre Ausfallserscheinungen. Wenn die Ursache eine chronische Gastritis ist, die häufig von gastrointestinaler Seite symptomlos verläuft oder mit leichten und unspezifischen gastrointestinalen Symptomen verbunden ist, spricht man von einer **perniziösen Anämie.**

Merke. Ohne den sog. Intrinsic factor kann der Körper oral zugeführtes Vitamin B12 nicht aufnehmen. Zwar verfügt der Mensch über große Speicher für Vitamin B12, doch sind diese nach 1–2 Jahren aufgebraucht. In der Nahrung kommt es übrigens nur in tierischen Nahrungsmitteln vor, weshalb eine rein vegane Kost (Verzicht auf alle tierischen Produkte, auch Milch und Eier), auf Dauer eine Vitamin-B12-Substitution erforderlich macht.

Auch bei völlig normal ausgebildeten Erythrozyten kann es zur Anämie kommen, wenn z. B. eine Blutung vorliegt. Bei äußeren Verletzungen mit starkem Blutverlust ist dies ohne weiteres erklärlich, aber es kann auch versteckte, chronische innere Blutungen geben, die sich nur langsam über eine zunehmende Anämie bemerkbar machen, wie etwa bei einem blutenden Magengeschwür. Das dann freigesetzte Eisen kann zu einer Schwarzfärbung des Stuhls und zu sog. Teerstühlen führen.

Schließlich gibt es noch die Gruppe der sog. **hämolytischen Anämien**, bei denen es zu einem vermehrten Abbau von Erythrozyten kommt. Diesem Prozess kann eine Vielzahl von Ursachen zu Grunde liegen *(Abb. 10.2)*.

Symptome

Bei einer Anämie kommt es meist zu folgenden Symptomen:
– Hautblässe,
– Blässe in den Skleren,
– Mundwinkelrhagaden,
– Müdigkeit, Leistungsabfall und Konzentrationsstörungen,
– Schwindel,
– Kopfschmerzen,
– kalte Extremitäten.

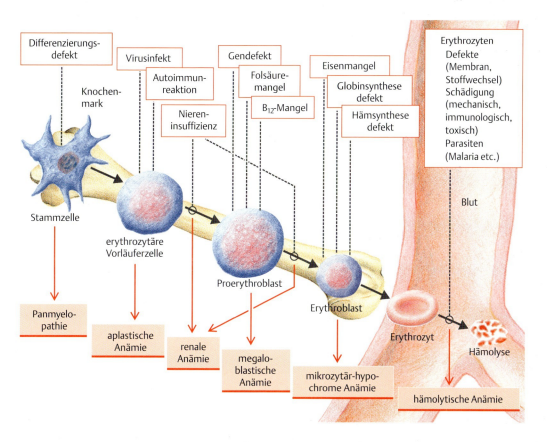

Abb. 10.2 Formen und Ursachen der Anämie.

Welche weitere Diagnostik wurde durchgeführt?

Die Ursachen einer klinischen Anämie sind vielfältig. Zunächst muss deshalb zur Eingrenzung eine genaue Analyse der Erythrozyten erfolgen. Die quantitativen diagnostischen Parameter der Erythrozyten erfordern einige Rechenanstrengungen: Aus den drei Faktoren Erythrozytenkonzentration, Hämatokrit und Hämoglobinkonzentration lassen sich folgende Werte berechnen:
– mittleres Erythrozytenvolumen (MCV) = Hämatokrit / Erythrozytenkonzentration,
– mittlere Hämoglobinmenge pro Erythrozyt (MCH) = Hämoglobinkonzentration / Erythrozytenkonzentration,
– mittlere Hämoglobinkonzentration der Erythrozyten (MCHC) = Hämoglobinkonzentration / Hämatokrit.
Zusätzlich kann mit Hilfe eines Blutausstrichs das Verhältnis zwischen Retikulozyten (junge Erythrozyten) und Normozyten (erwachsene Erythrozyten) bestimmt werden. Ist die Retikulozytenzahl erhöht, deutet dies auf eine gestörte Produktion von Erythrozyten im Knochenmark hin, was durch eine Schädigung des Knochenmarks (Zytostatika, Röntgenbestrahlung), eine Störung der Hämoglobinsynthese (Eisenmangel) oder eine Störung der Zellproliferation (Vitamin-B12-Mangel) bedingt sein kann.

Wenn auf diese Weise die Art der Anämie eingegrenzt werden konnte, schließt sich die weitere Diagnostik an. Gibt es Hinweise auf eine Blutung, muss nach der Quelle gesucht werden. Dabei ist häufig der Magen betroffen. Die Diagnose wird durch eine Gastroskopie gesichert.

Werden vermehrt übergroße Erythrozyten mit einem erhöhten Hämoglobingehalt gefunden, sucht man nach möglichen Ursachen für einen zu Grunde liegenden Folsäure- oder Vitamin-B12-Mangel. Im letzten Fall wird auch hier eine Gastroskopie mit Biopsie durchgeführt und das Blut auf Autoantikörper gegen die Parietalzellen der Magenschleimhaut untersucht.

Hinzu kommt die Bestimmung des Vitamin-B12-Spiegels. Der sog. Schilling-Test, gibt Auskunft darüber, ob das Vitamin B12 vom Körper gut aufgenommen werden kann.

Sind die Retikulozyten vermindert, spricht dies für eine Niereninsuffizienz, weil dort dann das Eyrthropoetin nicht mehr ausreichend gebildet werden kann. Allerdings ist dabei die sog. renale Anämie nicht das erste Symptom, sondern eher eine bekannte Folge, die es zu verhindern oder zu behandeln gilt.

Fall: Verena Pahle war gar nicht glücklich über ihren Krankenhausaufenthalt, und gemeinsam mit ihren Zimmergenossinnen fluchten sie über das entmenschlichte System, in dem der Einzelne nur noch ein Apparat war, den es zu reparieren galt. Nur widerwillig ließ sie sich mehrmals Blut abnehmen und sammelte ihren Urin, was sie als sehr eklig empfand. Niemand hatte ihr richtig erklärt, wozu dies nötig ist. Dann sollte eine Magenspiegelung vorgenommen werden und sie bekam nichts mehr zu essen. Danach eröffnete man ihr, dass vermutlich alle Beschwerden von einer Krankheit kämen, bei der sich ihre Abwehr gegen den eigenen Magen richten würde. Es wurden ihr Vitaminspritzen verabreicht.

Wie kann geholfen werden?

Die Behandlung richtet sich nach der Ursache:
– ein blutendes Magengeschwür muss natürlich operativ versorgt werden,
– bei einem Eisenmangel z. B. im Rahmen einer Schwangerschaft wird Eisen substituiert,
– bei einer perniziösen Anämie wird Vitamin B12 parenteral verabreicht. Wichtig dabei ist, dass
– gleichzeitig auch Eisen verabreicht wird, da es nach Vitamin-B12-Gabe sehr schnell zur Neubildung von Erythrozyten kommt, wodurch die Eisenreserven sehr bald aufgebraucht werden können. Es kann auch zu einer vorübergehenden Thrombozytose un-

ter der Behandlung kommen, die dann ein erhöhtes Thromboembolierisiko mit sich bringt,
– bei einer sehr starken Anämie mit Werten unter einem HB von 10g/l wird die Gabe von Erythrozyten notwendig.

Was tut die Pflege bei Anämie?

 Im Vordergrund der Pflege steht die Betreuung bei den diagnostischen und therapeutischen Maßnahmen. Ist eine Operation erforderlich gelten die normalen prä- und postoperativen Anforderungen an die Pflege. Die Vitalzeichen werden überwacht und in schweren Fällen wird auch der Kreislauf unterstützt. Eine Sauerstoffgabe kann angezeigt sein.

Bei den häufigen Fällen eines Vitamin- oder Mineralstoffmangels als Ursache der Anämie benötigt der Patient Informationen zum Umgang mit den Medikamenten bzw. Ersatzstoffen. So ist z. B. der Hinweis auf die Schwarzfärbung des Stuhls durch Eisenpräparate wichtig, wie auch der Umstand, dass bei einem Eisenmangel das Präparat u. U. über Monate eingenommen werden muss, um die Eisenspeicher des Körpers wieder aufzufüllen (Abb. 10.3). Oft wird unterstützend ein sog. Weichmacher für den Stuhl notwendig. Evtl. ist auch eine Ernährungsberatung ratsam.

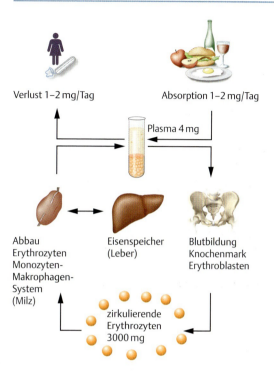

Verlust 1–2 mg/Tag

Absorption 1–2 mg/Tag

Plasma 4 mg

Abbau Erythrozyten Monozyten-Makrophagen-System (Milz)

Eisenspeicher (Leber)

Blutbildung Knochenmark Erythroblasten

zirkulierende Erythrozyten 3000 mg

Abb. 10.3 Eisenzyklus beim Menschen. Aus der Nahrung werden täglich 1–2mg Eisen aufgenommen. Über den Darm wird die gleiche Menge wieder ausgeschieden. Im Knochenmark wird Eisen aus dem Blutplasma zur Bildung von Erythrozyten verwendet. Diese zirkulieren dann im Blutkreislauf. Nach ca. 120 Tagen werden sie im Monozyten-Makrophagensystem (vorwiegend in der Milz) abgebaut. Ein Teil des zurückgewonnenen Eisens wird in der Leber gespeichert, das restliche Eisen kann wieder für die Bildung von Erythrozyten genutzt werden.

Fall: Nach einer Woche konnte Verena Pahle die Klinik wieder verlassen, aber sie sollte sich noch regelmäßig bei ihrem Hausarzt vorstellen. Sie schwor sich, nie mehr bloßes Objekt in einer solchen Maschinerie zu sein. Zugegeben, sie fühlte sich schon deutlich kräftiger, aber vielleicht war das nur der Ärger, den sie empfand. Niemand war wirklich freundlich zu ihr gewesen, niemand hatte sich Zeit genommen und ihr alles erklärt. Und besser als die Heilpraktikerin waren sie auch in dem großen Krankenhaus nicht, denn diese hatte es schließlich auch schon mit Vitaminen versucht...

Neurologie

11

Wenn es zu einem Krampfanfall kommt...

Epilepsie

Was war passiert?

Es war eine wirklich rauschende Feier gewesen. Bergfest nannte es sich, wenn ein Student die Hälfte des Studiums absolviert hatte. Und nach der Zwischenprüfung hatte der 23-jährige Milan Fokal auch allen Grund zum Feiern gehabt, denn seine Teilnoten im Ingenieursstudium waren ausgezeichnet. Schon am Nachmittag wurde der Grill befeuert und das Bier war auch schon kalt gestellt.

Er hatte dann die ganze Nacht durch getanzt, gegessen, getrunken, ein wenig geraucht, und hatte ihm nicht irgendjemand auch einen Joint gereicht? Jedenfalls war es längst hell, als er sich in dem Studentenwohnheim zum Schlafen auf eine Luftmatratze gelegt hatte. Er wusste nicht einmal genau, wer dort eigentlich wohnte, aber das war auch egal, denn alle hatten mitgefeiert. Nach ein paar Stunden öffnete er vorsichtig die Lider. Grelles Sonnenlicht fiel in seine Augen. Als er sich langsam aufrichtete, sah er einen seiner Freunde mit einer Studentin auf der Couch liegen, aber sie schliefen offenbar noch fest. Als er stand wurde ihm ein wenig mulmig und er setzte sich wieder auf die Matratze. Ein Wunder war das ja nicht nach dieser Nacht. Dann aber fühlte er sich mit einem Male ganz leicht und hatte ein ganz ungewöhnliches und seltsames Gefühl.

Situationseinschätzung

Wie schätzen Sie die Situation spontan ein? Was ist Ihnen besonders aufgefallen?

_____

_____

_____

_____

_____

Welche pflegerelevanten Fragen stellen Sie sich?

_____

_____

_____

_____

Wie erklären Sie sich, dass es zu diesem Krankheitsbild kommen konnte?

_____

_____

_____

_____

Welche Symptome und Pflegephänomene waren bei diesem Patienten zu beobachten?

_____

_____

_____

Was denken Sie, wie diesem Patienten medizinisch und pflegerisch geholfen werden kann?

_____

_____

_____

_____

Was sagte der Arzt?

 Das erste, was er spürte war, dass ihm die Beine schrecklich wehtaten, so als hätte er einen Marathonlauf hinter sich. Als er dann die Augen öffnete, sah er das Gesicht seines Freundes und seine Eltern, die ihn besorgt anschauten. Er brauchte eine Weile um sich zu orientieren. Seine Mutter stand gleich auf und strich ihm über den Kopf. „Alles in Ordnung", sagte sie, „du bist im Krankenhaus. Die Ärzte sagen, du hattest einen Anfall." Aber Milan konnte sich an nichts erinnern. Da war das Fest ... er hatte ziemlich viel getrunken ... aber danach?

Milans Vater holte einen Arzt. Dieser erklärte ihm, was offenbar passiert war. Die Mischung aus Alkohol, wenig Schlaf, die Anstrengungen und vielleicht auch eine gewisse Unterzuckerung hätten zu dem Anfall geführt. Die Wahrscheinlichkeit sei groß, dass nichts wirklich Ernstes dahinter stecke. Aber er müsse für einige Untersuchungen zunächst in der Klinik bleiben. Milan wunderte sich über den Begriff Anfall.

Wie konnte es dazu kommen?

 Grundsätzlich kann jedes Gehirn einen Krampfanfall erzeugen. Es gibt eine individuelle Krampfschwelle, d. h. aufgrund einer erblichen Anlage antwortet jedes Gehirn unterschiedlich auf entsprechende Reize, die einen Anfall provozieren. Zu dieser vorhandenen Krampfbereitschaft des Gehirns müssen noch äußere Faktoren hinzukommen. Dazu eignet sich jede Form der Gehirnschädigung, sei es durch Verletzung (Tumoren, Blutungen, äußere Einwirkungen, Abszess u. a.), Stoffwechselstörungen (Hypoglykämie) oder einfach durch Schlafmangel oder Hypoxie.

Bei der Epilepsie kommt es zu einer synchronisierten massiven Erregung von einer Vielzahl von Neuronen. Je nach Lokalisation kann dies zu unterschiedlichen Symptomen führen:
– ist das motorische System betroffen, kommt es zu Muskelkrämpfen,
– ist das sensorische System betroffen kommt es zu Fehlwahrnehmungen von Sinneseindrücken und Empfindungen (dies kann sich z. B. in einer Aura äußern),
– ist das vegetative System betroffen kommt es z. B. zu vermehrtem Speichelfluss.

Grand-mal-Anfall. Diese lokalen oder fokalen Anfälle können aber auch auf das ganze Hirn übergreifen und einen sog. generalisierten Anfall (Grand mal) auslösen. Dieser kann sich jedoch auch ohne die Vorstufe eines fokalen Anfalls ereignen.

Merke. Jedes Gehirn ist fähig einen Anfall zu erzeugen. Bei manchen Menschen ist das Auslösen leichter, bei anderen schwerer.

Bei einem Grand-mal-Anfall stürzt der Patient plötzlich bewusstlos zu Boden. Manchmal geht dem Anfall noch ein sog. Initialschrei voraus. Zunächst streckt der Patient steif alle Gliedmaßen, und nach einigen Sekunden folgen dann die tonisch-klonischen Krämpfe (Abb. 11.1). Die größte akute Gefährdung des Patienten dabei besteht im völligen Kontrollverlust und dem Risiko, sich dadurch etwa beim Sturz oder in der Krampfphase zu verletzen. Weiterhin kann es passieren, dass er sich auf die Zunge beißt, was bei der Verkrampfung der Kaumuskulatur auch zum Einriss oder zur Abtrennung eines Zungenstückes führen kann. Der berühmt berüchtigte Schaum vor dem Mund kommt durch die heftige Ein- und Ausatmung bei zusammengepressten Zähnen zustande. Im Falle eines Zungenbisses ist dieser dann blutig-rot. Üblicherweise kommt es im Anfall auch zum Spontanabgang von Urin, seltener auch von Stuhl.

Normalerweise dauert ein Anfall einzelne Minuten. Anschließend setzt oft ein tiefer und langer sog. Terminalschlaf ein. Danach ist der Patient etwas desorientiert, zumal er sich an das Anfallsereignis nicht erinnern kann. Ein starker Muskelkater zeugt jedoch von den stattgefundenen Krämpfen.

Merke. Der „Schaum vor dem Mund" beim epileptischen Anfall kommt durch die schnelle Atmung bei zusammengepressten Zähnen zustande, weil der Speichel dadurch aufgeschäumt wird.

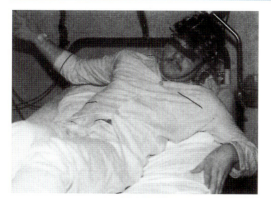

Abb. 11.1 Grand-mal-Anfall. Die Aufnahme zeigt einen 27-jährigen Patienten, der während der EEG-Ableitung einen Anfall erleidet.

Welche weitere Diagnostik wurde durchgeführt?

 CT und NMR des Schädels sind die wichtigsten apparativen Methoden bei der Ursachensuche *(Abb. 11.2)*. Das EEG erlaubt am ehesten Aussagen über die Art der Epilepsie und, durch die mit ihm verbundenen Provokationstests, auch über die allgemeine Krampfbereitschaft des Gehirns. Allerdings sind die Befunde zwischen den Anfällen oft normal. Zu den Provokationsmaßnahmen gehören Schlafentzug, Flackerlicht und auch die Gabe bestimmter Medikamente. Dies alles kann einen Anfall provozieren oder zumindest im EEG zu erkennbaren Veränderungen führen, auch ohne dass ein Anfall durchbricht. Wegen des Risikos eines Anfalls muss man während der Tests immer darauf gefasst sein.

Bei Verdacht auf eine Gefäßmissbildung als Ursache des Anfalls ist eine zerebrale Angiografie angezeigt. Laboruntersuchungen können bei der Ursachenforschung helfen und z. B. eine Hypoglykämie aufdecken.

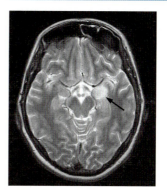

Abb. 11.2 Computertomografie. Ursache für die Epilepsie ist hier eine geschwulstartige Wucherung (Pfeil), die sich wahrscheinlich aus fehlentwickeltem Keimgewebe gebildet hat.

Fall: Bei Milan blieben glücklicherweise alle Befunde negativ. Es konnte weder im CCT noch im NMR ein hirnorganischer Prozess, wie z. B. ein Tumor, ein Hirnabszess oder eine Gefäßmissbildung, nachgewiesen werden. Zum Zeitpunkt der Aufnahme war sein Blutzuckerspiegel grenzwertig niedrig. Durch die Feier, die große körperliche Anstrengung und den Abfall der psychischen Belastung der Prüfungen gab es aber ausreichend viele Einflüsse, die einen Gelegenheitsanfall erklären konnten.

Wie kann geholfen werden?

Wichtiges Therapieziel ist es, weitere Anfälle zu vermeiden. Denn bei jedem Anfall gehen zahllose Nervenzellen zu Grunde. Es kann jedoch in schweren Fällen auch zu psychischen und intellektuellen Veränderungen kommen. Jeder Anfall stellt eine (meist kleine) Schädigung des Gehirns dar und erhöht somit das Risiko für weitere Anfälle.

Darüber hinaus richtet sich die Behandlung nach der Ursache. Eine Gefäßmissbildung oder ein Tumor werden nach Möglichkeit chirurgisch entfernt. Nach einer solchen Operation (die auch wieder neue Schädigungen und Narben verursacht, die oft Ausgangspunkt von Anfällen sind) aber auch in allen anderen Fällen ist die medikamentöse Behandlung die Therapie der Wahl. Durch sie soll eine Absenkung der Krampfschwelle erreicht werden.

Dazu steht eine Reihe von Medikamenten zur Verfügung, die im Grunde diese Aufgabe sehr gut erfüllen. Allerdings sind sie alle mit teils erheblichen Nebenwirkungen behaftet, die sich auf die Funktion des Nervensystems, auf das Konzentrationsvermögen, Gleichgewicht, Visus uvm. auswirken. Die schwierige Aufgabe besteht darin, zusammen mit dem Patienten den Wirkstoff oder die Wirkstoffkombination in der Dosierung herauszufinden, die ihm ein möglichst normales Leben bei normaler Aktivität und Leistungsfähigkeit ermöglicht und gleichzeitig die Anfallshäufigkeit oder -wahrscheinlichkeit maximal absenkt. Die Medikamente benötigen üblicherweise Wochen, bis ein ausreichender Wirkstoffspiegel aufgebaut ist. Allerdings entfalten sie schon vorher ihre Nebenwirkungen. Da bei den meisten Epilepsiepatienten die Anfälle ohnehin im Abstand von Wochen oder Monaten und dann nach bestimmten Ereignissen auftreten, nimmt die Suche nach der geeigneten Kombination meist sehr lange Zeit in Anspruch. In diesen Zeiten kann sich dann aber auch gesundheitlich schon wieder einiges verändert haben, was eine Neuanpassung erforderlich macht.

Was tut die Pflege bei Epilepsie?

 Für die Pflege besteht bei einem Patienten mit einem Erstanfall die Hauptaufgabe darin, ihn auf die anstehenden Untersuchungen und eine evtl. beginnende medikamentöse Therapie vorzubereiten und zu begleiten. Auch heute noch ist für viele Patienten eine sorgfältige Aufklärung wichtig, da die Epilepsie vielfach fälschlicherweise noch mit dem Stigma der Geisteskrankheit behaftet ist. Je nach Schwere der Diagnose kann es einen erheblichen Bedarf an psychischer Unterstützung geben. Dabei ist es natürlich ein großer Unterschied, ob die Ursache eine Hypoglykämie ist, die eine sorgfältigere Einstel-

lung des Blutzuckers erfordert oder ob die Ursache ein Gehirntumor ist, der eine schwere Operation erforderlich macht.

Verhalten beim Anfall
– Im akuten Anfall muss der Patient vor allem vor Verletzungen geschützt werden. Meist ist er bereits gestürzt und sollte ein Kissen unter den Kopf gelegt bekommen. Er bleibt so lange am Ort liegen, bis der Anfall vorüber ist,
– alle Gegenstände in der Nähe des Patienten werden fortgeräumt,
– keinesfalls wird versucht, die Extremitäten des Patienten oder ihn selbst festzuhalten, weil es dadurch zu Distorsionen oder gar zu Brüchen der Glieder kommen kann. Ebenso wenig darf versucht werden, den Kiefer zu öffnen, weil dabei beide Seiten verletzt werden können,
– wegen der relativen Kürze eines Anfalls macht der Versuch einer medikamentösen Durchbrechung keinen Sinn. Bevor das Medikament wirken könnte, ja, bevor es überhaupt verabreicht wäre, ist der Anfall in den meisten Fällen wieder vorbei. Aber: Es besteht immer die Gefahr, dass sich aus einem epileptischen Anfall ein Status epilepticus entwickelt, der nicht nach 2 oder 3 Minuten endet, sondern länger andauert. Dieser Fall muss unbedingt medikamentös unterbrochen werden, weil dabei eine Letalität von 5–10 % besteht!

Was muss der Patient außerdem noch wissen?

Alle Faktoren, die einen Anfall auslösen können, müssen vermieden werden. Das sind besonders die Einflüsse, die auch zur Provokation von Anfallszeichen im EEG eingesetzt werden: Flackerlicht (z. B. in Diskotheken), Schlafmangel oder Schlafentzug, Sauerstoffmangel und die Einnahme von bestimmten Medikamenten, Alkohol und andere Drogen.

Es ist eine erhebliche Aufklärungsarbeit über die Ursachen und den Mechanismus der Epilepsie oder auch nur eines einzelnen sog. Gelegenheitsanfalls erforderlich *(Abb. 11.3)*. Nur wenn der Patient das Modell der Anfallsentstehung verstanden hat, wird er in der Lage sein, sein eigenes Verhalten daraufhin zu beobachten und zu kontrollieren.

Das Führen eines Fahrzeuges etwa ist nach einem Anfall in der Regel für 1 Jahr verboten. Auch bestimmte

Maschinen dürfen nicht geführt werden, was je nach Arbeitsplatz zumindest zur Berufsunfähigkeit führen kann. Schwierig ist auch das Arbeiten an stark flimmernden Bildschirmen.

Fall: Nach 5 Tagen konnte Milan wieder entlassen werden. Alle Befunde sprachen eindeutig für einen Gelegenheitsanfall. Von einer medikamentösen Behandlung wurde zunächst einmal Abstand genommen. Allerdings ist es wichtig, dass er sich eine Zeit

---

Grundsätzlich gilt: Der Patient benötigt Informationen und Aussprachemöglichkeiten über die Bedeutung des Ereignisses und seine Ängste. Pflegende können nach Überforderungen im Alltagsleben fragen und im Gespräch den Patienten eine Alternative entwickeln lassen.

Veränderungen des Alltags

- Durch welche Maßnahmen ist das Anfallrisiko zu verringern?
- Welche sportlichen und privaten Aktivitäten sind zu vermeiden bzw. verboten?

Info: Je nach beruflichen und privaten Anforderungen können aus der Erkrankung bzw. Diagnose „Epilepsie" erhebliche berufliche und private Veränderungen entstehen.
Merke: Unter Anfällen leidende Patienten dürfen laut § 2 Straßenverkehrsordnung keine Fahrtätigkeit ausüben, solange 1 Jahr keine Anfallsfreiheit besteht.
Empfehlung:
- ausreichend Schlaf, ausreichende Ernährung ohne Unterzuckerung und wenig Alkohol
- unbegleitetes und unbeaufsichtigtes Schwimmen und Extremsportarten sind zu vermeiden
- schwere körperliche Tätigkeiten und psychischer Dauerstress sind zu vermeiden

Praxistipp: Hilfreich ist das Führen eines Anfalltagebuchs. In diesem wird aufgezeichnet, welche Medikamente genommen wurden, wann Anfälle auftraten, wie die Stimmung, die Tätigkeiten vorher waren und wirkten.

Medikation

- Welche Nebenwirkungen haben die Medikamente?
- Was ist bei ihrer Einnahme zu beachten?

Info: Mit einer optimalen medikamentösen Einstellung erreichen 60 – 90 % der Patienten Anfallsfreiheit. Bei Überdosierung kann es zu ausgeprägten Symptomen kommen.
Unter den meisten Antiepileptika kommt es anfangs zu Ermüdbarkeit, Konzentrationsstörungen und Gewichtszunahmen. Schwindel und feinschlägiger Tremor sind ebenfalls häufige Erscheinungen, die jedoch je nach Tagesform auftauchen und wieder abklingen.
Empfehlung:
- Patienten sollten regelmäßig nach dem Krankenhausaufenthalt den Medikamentenspiegel ein- und feststellen lassen
- verordnete Antiepileptika sind regelmäßig einzunehmen
- ratsam ist es, ein Anfallsprotokoll zu führen bzw. von Bezugspersonen führen zu lassen
- über auftretende Symptome sollte der Arzt umgehend informiert werden
- Frauen sollten bei Kinderwunsch ein intensives Beratungsgespräch mit dem Arzt führen (einige antiepileptische Mittel können Missbildungen beim Embryo hervorrufen)

Psychosoziale Unterstützung

- Welche Möglichkeiten der psychosozialen Unterstützung gibt es?
- Welche Berufsgruppen sind im weiteren Verlauf der Erkrankung zu kontaktieren?

Info: Pflegende können den Patienten und ihren Angehörigen Kontakte zu Selbsthilfegruppen vermitteln oder auf Schulungsprogramme hinweisen. Selbsthilfegruppen können für das Zurechtkommen in Alltag und Beruf eine Hilfe sein. Sie informieren über medizinische Hilfen und neue Erkenntnisse. Oft besteht die Frage, ob ein anfallskranker Mensch sein soziales Umfeld informieren sollte.
Bei den Schulungsprogrammen (z. B. MOSES) lernen Betroffene mit Trainern über ein Baukastenlernsystem, mit ihrer Anfallskrankheit umzugehen.
Empfehlung:
- bei Problemen im sozialen oder beruflichen Bereich kann der Sozialarbeiter hinzugezogen werden
- dem Patienten sollte ggf. einfühlsam vermittelt werden, dass er auch psychologische Hilfe in Anspruch nehmen kann
- Absprachen im interdisziplinären Team und mit den Angehörigen über gegebene Informationen und auftauchende Probleme werden dokumentiert

Abb. 11.3 Infoblatt. Gesundheitsberatung eines Patienten mit Epilepsie.

lang regelmäßig bei einem Neurologen zur Kontrolle vorstellte. Dort werden dann EEG-Untersuchungen mit und ohne Provokationen durchgeführt, um zu sehen, ob sich eine weiterhin erhöhte Krampfbereitschaft des Gehirns zeigt.

Milan wurde darauf hingewiesen, dass er von nun an besser auf seine Lebensführung achten muss, weil er jetzt weiß, dass er etwas eher als andere Menschen zu solchen Anfällen neigt, wenn verschiedene Faktoren zusammenkommen. Er muss also immer für ausreichend Schlaf und mäßigen Alkoholkonsum sorgen. Außerdem sollte er viel Frischluft erhalten, Sauerstoffmangelsituationen meiden. Das Führen eines Fahrzeuges wird ihm zunächst für 1 Jahr verboten, was er auch unterschreiben muss. Daraus ergeben sich einige Veränderungen für ihn. Er macht sich nun erstmals mit dem öffentlichen Nahverkehr an seinem Studienort vertraut und wird endlich sein Fahrrad reparieren.

12

Wenn die Erregungsleitung der Nervenzellen gestört ist...

Multiple Sklerose

Was war passiert?

Die 42-jährige Bettina Wolters leidet schon seit vielen Jahren an multipler Sklerose. Sie klagte bei ihrem Hausarzt neuerlich über starke Schmerzen besonders im unteren Rücken, die beiderseits ins Gesäß ausstrahlten. Auch die Schmerzmittel, die sie dagegen seit einiger Zeit einnahm, halfen nichts. Bestimmte Positionen beim Sitzen, Liegen und auch beim Gehen an den Gehstützen bereiteten ihr unerträgliche Schmerzen. Sie hatte 6 Jahre zuvor nach einem ersten Schub eine Schwäche im linken Bein festgestellt. Im gleichen Jahr wurde sie wegen eines Bandscheibenvorfalls operiert. Drei Jahre später nach einem neuerlichen Schub begann die chronische Schmerzsymptomatik. Da sie im Laufe der Zeit Spastiken in den Beinen entwickelt hatte, benötigt sie auch deswegen eigentlich physiotherapeutische Behandlungen, was jedoch wegen der Schmerzen nicht möglich war. Auch andere körperliche Aktivitäten führte sie deshalb noch selten durch. Sie verwendete zum Gehen kaum noch die Stützen, sondern saß immer öfters im Rollstuhl. Ihr Hausarzt überwies sie zur schmerztherapeutischen Behandlung ins Krankenhaus.

Situationseinschätzung

Wie schätzen Sie die Situation spontan ein? Was ist Ihnen besonders aufgefallen?

Welche pflegerelevanten Fragen stellen Sie sich?

Wie erklären Sie sich, dass es zu diesem Krankheitsbild kommen konnte?

Welche Symptome und Pflegephänomene waren bei diesem Patienten zu beobachten?

Was denken Sie, wie diesem Patienten medizinisch und pflegerisch geholfen werden kann?

Was sagte der Arzt?

 Der Assistenzarzt untersuchte sie gründlich, um auch ihren neurologischen Status besonders im Hinblick auf spastische Lähmungen, Sensibilitäts- und Koordinationsstörungen zu erheben. Diese vergleichsweise langwierigen Untersuchungen mit zum Teil seltsam anmutenden Übungen ließ Bettina Wolters einigermaßen gelassen über sich ergehen, auch wenn dabei gelegentlich die typischen Schmerzen provoziert wurden. Sie scherzte und alberte mit dem jungen Arzt herum, der dadurch etwas verunsichert wurde. Ihm war jedoch klar, dass ihre etwas unangemessene Stimmungslage wahrscheinlich mit der Krankheit in Zusammenhang stand.

Markhaltige Nervenfasern haben eine dicke Myelinschicht und eine hohe Leitungsgeschwindigkeit, marklose eine dünne Myelinschicht und eine geringe Leitungsgeschwindigkeit. Die markhaltigen Nervenfasern sind in Abständen von 1–3 mm regelmäßig unterbrochen (Abb. 12.1). Diese Unterbrechungen bezeichnet man als Ranvier-Schnürringe. Nur hier tritt das elektrische Nervensignal mit der umgebenden Interzellularsubstanz in Kontakt. Das Signal breitet sich also in Sprüngen von Schnürring zu Schnürring aus (saltatorische Erregungsleitung) und kommt dadurch auf die für eine effiziente Erregungsausbreitung erforderliche Geschwindigkeit. Je dicker ein Nerv ist, desto größer sind auch die Schwann-Zellen. Die Ranvier-Schnürringe liegen auch weiter auseinander.

Wie konnte es dazu kommen?

Anatomische und physiologische Grundlagen

 Das Großhirn setzt sich aus zwei Hälften zusammen, die nur über die sog. Kommissurfasern im Corpus callosum miteinander verbunden sind. Grob unterscheidet man voneinander:
– Lobus frontalis (der große Stirnlappen, der über $1/3$ des Großhirns ausmacht),
– Lobus temporalis (Schläfenlappen),
– Lobus partietalis (Stirnlappen),
– Lobus occipitalis (Hinterhauptlappen).
Der Aufbau des Großhirns unterscheidet sich grundsätzlich nicht von dem des Rückenmarks. Es gliedert sich hier wie dort in graue und weiße Hirnsubstanz. Jedoch liegt im Rückenmark die graue Substanz zentral und ist von weißer Substanz umgeben, während es im Großhirn genau umgedreht ist. Die graue Substanz besteht aus Nervenzellen ohne Markscheiden, während die weiße Substanz aus markscheidenhaltigen Nervenfasern ohne Zellkörper besteht. Aus der Computertechnologie weiß man heute, dass die Außenlage der Chips (oder der Zellkörper) und die Innenlage der Verkabelung (Nervenfasern) wesentlich effizienter ist und zu kürzeren Informationslaufzeiten führt (vgl. dazu auch Kapitel 14 Polyneuropathie und die dortigen Abbildungen).

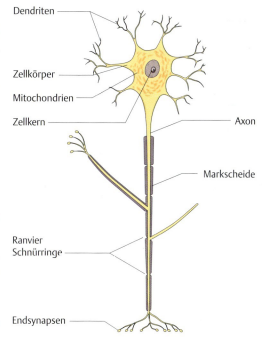

Abb. 12.1 *Markhaltige Nervenfasern.* Markscheiden isolieren größere des Axons elektrisch gegen die Umgebung. Die Erregung springt von einem Schnürring zum nächsten, die Erregungsleitung wird bis zu 20-mal schneller.

Krankheitsentstehung

Die multiple Sklerose (MS, Encephalomyelitis disseminata) zeichnet sich durch multiple Entzündungsherde (sog. Plaques) in der weißen Substanz des Gehirns aus. Die Markscheiden der Nervenzellen gehen zu Grunde (Entmarkung, Demyelinisierung) und es bilden sich Narben. Besonders häufig ist die Umgebung der Hirnventrikel, der Sehnerv, der Hirnstamm und das Kleinhirn von den Entzündungsherden betroffen. Die Axone der Nervenzellen bleiben i. d. R. intakt. Die neurologischen Ausfälle sind die Folge der durch den Verlust der Markscheiden verlangsamten oder sogar ganz unterbrochenen Erregungsleitung.

Die Ursachen der multiplen Sklerose sind noch nicht geklärt. Wahrscheinlich liegt ein autoimmunologisches Geschehen vor. Frauen erkranken etwas häufiger und ein bestimmter HLA-Typ ist bei über $^2/_3$ der Betroffenen nachweisbar. Letztendlich sind Virusinfektionen wahrscheinlich der Auslöser. Ein interessantes Detail der Ursachenforschung ist die Tatsache, dass man offenbar etwa bis zum 15. Lebensjahr der krankheitsauslösenden Ursache ausgesetzt gewesen sein muss, damit die Krankheit auch ausbrechen kann. Das normale Erkrankungsalter liegt zwischen dem 20. und 40. Lebensjahr.

Die Entmarkungsherde können grundsätzlich im ganzen ZNS vorkommen, doch sind manche Stellen häufiger betroffen als andere (Abb. 12.2). Das Verteilungsmuster ist individuell ganz unterschiedlich. Letztlich hängt das klinische Bild davon ab, welche Regionen und Bahnen in Mitleidenschaft gezogen sind.

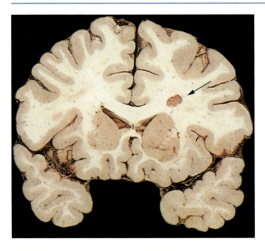

Abb. 12.2 Pathologischer Befund bei MS. In der weißen Substanz finden sich lachsrote bis erdnussgroße frische Entmarkungsherde (Pfeil).

Der Verlauf der Erkrankung ist höchst variabel. Ähnlich wie andere (wahrscheinliche) Autoimmunerkrankungen gibt es auch bei der multiplen Sklerose verschiedene Verlaufsformen:
– einen schubförmigen Verlauf mit Remissionsphasen und nur geringen Restbeeinträchtigungen,
– einen schubweisen und progredienten Verlauf, also ohne nennenswerte Remissionen und Verschlechterung von Schub zu Schub,
– einen chronisch progredienten Verlauf mit kontinuierlicher Verschlechterung.

Merke. Da die multiple Sklerose alle Bereiche der weißen Substanz im zentralen Nervensystem befallen kann, ist grundsätzlich auch jede Symptomkombination möglich.

Symptome

Die Erstsymptome können ebenfalls ganz unterschiedlich sein, wenngleich einige häufiger sind als andere. Dies sind oft einseitige Sehnervenentzündungen, flüchtige Lähmungserscheinungen und Gefühl- oder Koordinationsstörungen. Nach den Erstsymptomen entwickeln sich folgende Symptome insgesamt häufiger als andere (Abb. 12.3):

– Die Sehnervenentzündung zählt sehr häufig früher oder später zu den Symptomen. Der Patient klagt dabei über verschwommenes Sehen, Visusminderung und Einschränkung des Gesichtsfeldes. Auch andere Sehstörungen wie Doppelbilder oder Nystagmus infolge einer Lähmung von Augenmuskeln sind nicht selten.

– Zu den häufigen Kleinhirnsymptomen zählt typischerweise die Ataxie. Der Patient zeigt einen unsicheren und breitbeinigen Gang und/oder einen Intentionstremor. Auch fällt eine etwas stockende und abgehackte sog. skandierende Sprache auf.

– Zentrale spastische Paresen bestimmen im weiteren Verlauf häufig das klinische Bild, die auch für einen Großteil der Pflegebedürftigkeit verantwortlich sind. Meist sind sie distal und an den Beinen am stärksten. Durch die Kombination der Spastiken mit den Kleinhirnstörungen wird der Patient zunehmend ungeschickt. Handgriffe werden unsicher, Dinge werden fallengelassen, der Gang wird schwankend und stolpernd. Später können die Lähmungen auch dazu führen, dass man auf den Rollstuhl angewiesen ist.

– Sensible Störungen gehören natürlich auch zum Symptomenkomplex. Zuerst sind hier Kribbel- und Taubheitsgefühle zu nennen. Das Schmerz- und Temperaturempfinden ist oft herabgesetzt.

– Vegetative Bahnen bleiben nicht verschont, da alle Myelinscheiden betroffen sein können. Auch hier ist die ganze Bandbreite an Symptomen möglich. Obstipation, Miktionsstörungen und Störungen der Sexualfunktionen sind häufig.

– Persönlichkeitsveränderungen und Abbau der geistigen Fähigkeiten kommen schließlich auch hinzu. Auffallend ist, dass es neben einer organisch bedingten oder reaktiven depressiven Verstimmung häufig auch unangemessen euphorische (!) Stimmungen gibt.

– Ein häufiges Kennzeichen der MS sind auch psychische Veränderungen, die mit einer auch unangemessenen heiteren oder euphorischen Stimmung einhergehen. Ebenso können aber auch eher unangemessene depressive und dysphorische Verstimmungen auftreten. Auch sog. Zwangslachen und Zwangsweinen ist möglich, d. h. diese Affekte können plötzlich und ohne erkennbaren Anlass auftreten und vom Patienten mitunter nicht kontrolliert werden.

Merke. Ausfallserscheinungen können innerhalb von Stunden variieren, was sowohl die afferenten als auch die efferenten Bahnen betrifft, also Sensibilitätsstörungen und Lähmungserscheinungen.

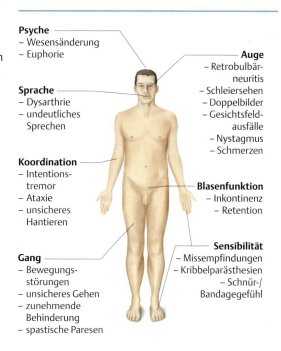

Psyche
– Wesensänderung
– Euphorie

Auge
– Retrobulbärneuritis
– Schleiersehen
– Doppelbilder
– Gesichtsfeldausfälle
– Nystagmus
– Schmerzen

Sprache
– Dysarthrie
– undeutliches Sprechen

Koordination
– Intentionstremor
– Ataxie
– unsicheres Hantieren

Blasenfunktion
– Inkontinenz
– Retention

Sensibilität
– Missempfindungen
– Kribbelparästhesien
– Schnür-/Bandagegefühl

Gang
– Bewegungsstörungen
– unsicheres Gehen
– zunehmende Behinderung
– spastische Paresen

Abb. 12.3 Symptome der multiplen Sklerose. Die Symptome können sehr vielfältig sein und gleichzeitig oder versetzt auftreten.

Fall: Bettina Wolters kam primär zur Schmerztherapie. Mit ihren anderen Beschwerden wie Sehstörungen, Gefühlsstörungen, Lähmungserscheinungen, Gleichgewichtsstörungen, hatte sie gelernt zu leben. Sie musste sich damit auseinandersetzen, dass jederzeit ein neuer Schub ihren Zustand verschlechtern konnte. Neben den Spastiken hatte sie auch oft Gleichgewichtsstörungen. Die Pollakisurie begleitet von Inkontinenz hatte sie bereits zu einem frühen Zeitpunkt der Erkrankung entwickelt, so dass sie grundsätzlich stark saugende Binden in der Unterwäsche trug. Ihre Sehstörungen hielten sich in Grenzen und meistens konnte sie gut lesen oder fernsehen. Den Führerschein musste sie jedoch abgeben. Das besonders freundliche etwas alberne Verhalten, das dem jungen Assistenzarzt aufgefallen war, schien Ausdruck der Erkrankung zu sein.

Welche weitere Diagnostik wurde durchgeführt?

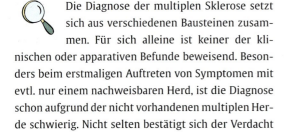 Die Diagnose der multiplen Sklerose setzt sich aus verschiedenen Bausteinen zusammen. Für sich alleine ist keiner der klinischen oder apparativen Befunde beweisend. Besonders beim erstmaligen Auftreten von Symptomen mit evtl. nur einem nachweisbaren Herd, ist die Diagnose schon aufgrund der nicht vorhandenen multiplen Herde schwierig. Nicht selten bestätigt sich der Verdacht erst nach jahrelangem Verlauf mit immer neuen Herden und Symptomen.

Wichtigen Aufschluss gibt die Anamnese, bei der sorgfältig nach früheren Ereignissen mit vorübergehenden Sehstörungen, Sensibilitätsstörungen oder Lähmungserscheinungen gefragt wird. Ein Neurologe kann auch durch die spezielle neurologische Untersuchung mit einfachsten Hilfsmitteln eine gute Einschätzung geben. Die Muskeleigenreflexe sind z. B. meist beiderseits gesteigert, auch finden sich häufig Pyramidenbahnzeichen und eine spastische Tonuserhöhung. Typischerweise kommt es früh zu einem Ausfall der Bauchhautreflexe.

Bei unzusammenhängenden körperlichen Befunden zur Sensibilität und Motorik kann bei guter Kenntnis des Hirnaufbaus auf multiple Herde im Gehirn geschlossen werden. Dies ist dann der entscheidende Verdacht etwa in Abgrenzung zu einem Tumor, dessen klinische Auswirkungen sich bei der Untersuchung auf einen mehr oder weniger großen Herd zurückverfolgen lassen. Die apparativen Untersuchungen untermauern die Verdachtsdiagnose, indem sie typische Befunde liefern und in der Summe verschiedene andere Krankheiten als Ursache für die eine oder andere Ausfallerscheinung ausschließen.

Wenn bereits multiple Herde da sind, können diese sehr gut in der Kernspintomografie nachgewiesen werden. Allerdings sieht man den Herden nicht an, ob es typische MS-Herde sind. Nur zusammen mit den anderen Befunden machen sie die Diagnose sehr wahrscheinlich.

Mit neurophysiologischen Untersuchungen lassen sich symptomatische Läsionen objektivieren und auch klinisch noch unauffällige Läsionen aufdecken. Die Untersuchungen zeigen Verzögerungen oder Unterbrechungen der Leitungsbahnen:

– VEP (visuell evozierte Potenziale): optische Reize werden am Kopf abgeleitet und ermöglichen eine Aussage über auch länger zurückliegende Sehnervenentzündungen,

– AEP (akustisch evozierte Potenziale): akustische Reize werden am Kopf abgeleitet und ermöglichen eine Aussage über den Zustand wichtiger Leitungsbahnen im Hirnstamm,

– SEP (somatosensibel evozierte Potenziale): hierbei werden die langen sensiblen und motorischen Bahnen von den Extremitäten zur Hirnrinde geprüft. Eine Abweichung von den Normalwerten ist bei MS-Patienten häufig.

Meistens wird auch der Liquor durch eine Lumbalpunktion gewonnen. Häufig, aber nicht immer, findet sich eine Erhöhung einer bestimmten Immunglobulinfraktion, ohne dass jedoch der Gesamteiweißgehalt des Liquors erhöht wäre. Die Lymphozytenzahl ist besonders im akuten Schub erhöht.

Fall: Bei Bettina Wolters war die Diagnose gesichert, so dass zur Verlaufskontrolle und zum Ausschluss eines akuten Schubes eine Liquorpunktion und ein NMR durchgeführt wurde. Der Schilling-Test zeigte ferner, dass der Vitamin-B12-Stoffwechsel gut funktionierte, eine funikuläre Myelose, die ebenfalls mit Parästhesien, Pyramidenbahnzeichen und Ataxie einhergeht, somit ausgeschlossen war.

Wie kann geholfen werden?

Da man die Ursache der multiplen Sklerose nicht kennt, kann diese auch nicht bekämpft werden. Eine Heilung der Erkrankung ist nach wie vor nicht möglich So bleibt nur, die Symptome zu behandeln. Auch die autoimmunologische Komponente ist ja letztlich unklaren Ursprungs und gehört somit zur symptomatischen Behandlung. Trotzdem stehen heute verschiedene Behandlungsmethoden zur Verfügung, die den Verlauf meistens positiv beeinflussen. Die eingesetzten Therapien richten sich immer nach dem Schweregrad und dem Verlauf des Schubes bzw. der Erkrankung, so dass vor der genauen Therapieauswahl die sorgfältige klinische Beurteilung notwendig ist.

Zur Behandlung des akuten Schubes werden Kortisonpräparate eingesetzt, um das Immunsystem zu bremsen. Die Symptome bilden sich dadurch rascher zurück, der Krankheitsverlauf wird allerdings nicht beeinflusst, so dass eine Dauerbehandlung nicht sinnvoll ist. Meist wird ein Kortisonpräparat für drei bis fünf Tage intravenös und in hoher Dosierung bei gleichzeitigem Magenschutz verabreicht und anschließend ausgeschlichen.

Schubförmige Verläufe mit sehr seltenen Manifestationen werden gar nicht behandelt. Bei Verläufen mit ein bis zwei Schüben pro Jahr wird z. B. mit Interferon- oder Immunglobulinpräparaten versucht, den Verlauf langfristig günstig zu beeinflussen.

Bei progredienten Verläufen wurde bei Interferonpräparaten von guten Erfolgen berichtet, die sich aber letztlich nicht bestätigt haben. Verschiedene Medikamente werden daher weiter erprobt.

Fall: Bei der Aufnahme bekam Frau Wolters gegen die Schmerzen Diclofenac und Naloxon (nach Bedarf) sowie Carbamazepin. Gegen die spinale Spastik erhielt sie Tizanidin und wegen der atonischen Blasenentleerungsstörungen Carbachol. Da wegen der starken Schmerzen die notwendige physiotherapeutische Behandlung nicht möglich war, musste zunächst die Schmerzmedikation geändert werden. Sie erhielt ein starkes Opiat in Retardform und zusätzlich Mittel gegen Verstopfung und Übelkeit, welche die häufigen Nebenwirkungen der Opiattherapie bekämpfen.

Was tut die Pflege bei multipler Sklerose?

Wie die medizinische Behandlung so hängt auch die Pflege von MS-Patienten von der aktuellen Symptomatik und dem einzelnen Patienten ab. Während bei schweren und langen Verläufen mit Tetraplegie eine Vollversorgung notwendig ist, kann bei milden Verläufen die psychosoziale Betreuung ganz im Vordergrund stehen:

- Oft ist eine gezielte krankengymnastische Betreuung und Kontrakturprophylaxe wie auch beim Apoplex notwendig (z. B. diametrale Waschungen). Da das Gleichgewicht zwischen Beuge- und Streckmuskulatur vielfach gestört ist und die Beuger stärker tonisiert sind, besteht die große Gefahr von Beugekontrakturen.
- Häufige pflegerische Probleme ergeben sich durch die Ataxie und den Intentionstremor, wodurch alltägliche Dinge wie Anziehen und Essen plötzlich fast unmöglich sein können. Die Pflegenden gehen aktivierend vor und versuchen immer die aktuellen Ressourcen des Patienten im Blick zu haben, um sie so weit wie möglich auszunutzen.
- Die Mischung aus Ataxie, Paresen und Spastiken bei gleichzeitigen Seh- und Gleichgewichtsstörungen können das Gehen erschweren und den Patienten oft stolpern lassen oder es ganz unmöglich machen und ihn an den Rollstuhl fesseln.
- Bei MS-Patienten sind Blasenentleerungsstörungen häufiger als eine Harninkontinenz. Hier reicht oft das Erlernen der Trigger-Technik aus. Später kann ein Blasen- und Darmtraining erforderlich werden, das den gleichen Anforderungen entsprechen muss wie etwa bei einer Querschnittslähmung.
- Das aufmerksame Beobachten der Nahrungsaufnahme und Nachfragen ist sinnvoll, um mögliche

Schluckstörungen rechtzeitig zu erkennen. Auch Ataxie und Intentionstremor können die Nahrungsaufnahme stark erschweren, so dass einfühlsame Hilfestellungen erforderlich werden.

Unabhängig von den zuvor beschriebenen kausal wirksamen Therapieformen steht eine Reihe von symptomatischen Maßnahmen z. B. gegen Verspannung, Müdigkeit, Blasen- und Sexualfunktionsstörungen zur Verfügung. Sinnvoll ist vielfach auch regelmäßige physiotherapeutische Behandlung, um vorhandene Fähigkeiten zu erhalten. Dabei ist auch die eigene Mitarbeit der Betroffenen im Sinne von regelmäßigem Training von entscheidender Bedeutung. Die Patienten müssen aber immer wieder zur Physiotherapie angehalten werden. Das beste Angebot kann jedoch seine Wirkung verfehlen, wenn die psychische Führung des Patienten nicht gelingt. Neben der nicht selten durch Sprech- und Sprachstörungen gestörten Kommunikation können die psychischen Veränderungen, die eine depressive aber auch eine unangemessen euphorische Stimmung bedeuten können, die Compliance des Patienten behindern.

Fall: Die Inkontinenz machte Bettina Wolters ständig zu schaffen. Entweder konnte sie den Urin nicht richtig halten oder es blieb das unangenehme Gefühl, die Blase nicht richtig entleert zu haben. Ihre Einlage war beinahe immer feucht. Da sie sich dafür sehr schämte, neigte sie dazu, sozialen Kontakten eher auszuweichen. Das Beckenbodentraining hatte ihr eine Weile gut geholfen, doch seit die Schmerzen so zugenommen hatten, konnte sie auch diese Übungen nicht mehr adäquat durchführen, so dass sich die Symptomatik verschärfte.

Die psychischen Auswirkungen der MS machten den Umgang mit Bettina Wolters eher schwierig. Mal war sie albern und in Hochstimmung, dann wieder niedergeschlagen und missmutig. Da sich für beide Zustände meist kein entsprechender Auslöser finden ließ, war der Umgang mit ihr von Missverständnissen geprägt.

Nach einer Woche war die richtige Mischung an Analgetika für sie gefunden. Es gab keinen Hinweis auf einen akuten Schub. Der Aufenthalt im Krankenhaus war wegen der eingeschränkten Mobilität in der fremden Umgebung eher schwierig und arbeitsintensiv. Auch die Probleme in der Kommunikation, auch verursacht durch ihre unkontrollierten Affekte, entspannten sich erst etwas, als ein neurologisch und psychiatrisch versierter Arzt allen Beteiligten die Schwankungen in Frau Wolters Gemüt erklärte. Eine ambulante Neueinstellung durch einen kompetenten Schmerztherapeuten wäre wahrscheinlich sinnvoller gewesen. Letztendlich führte die bessere Analgesierung dazu, dass Frau Wolters wieder an der physiotherapeutischen Behandlung teilnehmen und davon profitieren konnte. Auch das wieder begonnene Beckenbodentraining verbesserte die Inkontinenzproblematik.

Seit sie die beiden sehr belastenden Probleme (Schmerz und Inkontinenz) besser in den Griff bekam, hatte auch der Erfolg der Physiotherapie zugenommen und sie konnte wieder mehr Dinge im Haushalt alleine machen.

13

Wenn die Bewegungsabläufe gestört sind...

Parkinson-Krankheit

Was war passiert?

Dem 67-jährigen Theo Gärtner ging es schon seit Tagen zusehends schlechter. Er hatte jetzt bereits seit acht Jahren die Parkinson-Krankheit. Ganze zwei Jahre hatte es gedauert, bis ein Arzt die richtige Diagnose stellte. Bis dahin war es eine Odyssey, die ihn zum Orthopäden („meine Beine sind so schwer...“), zum Internisten („ich fühle mich oft schwach. Vielleicht ist es mein Herz?“) und auf Drängen einer Freundin zum Psychiater geführt hatte („ich muss mich zu allem zwingen.“). Die anfänglichen Symptome wurden, wie häufig, fehlgedeutet. Der Psychiater hatte tatsächlich behandlungsbedürftige depressive Symptome festgestellt, war aber auch auf die motorische Verlangsamung aufmerksam geworden, die andere Ärzte als Alterserscheinung abgetan hatten. Da er mit dieser Krankheit nicht mehr so vertraut gewesen war, überwies er Theo Gärtner an einen Neurologen, der dann nach einer ausgiebigen Untersuchung und einigen Tests die Diagnose Parkinson-Krankheit stellte.

Nun war endlich Hilfe in Sicht, denn die L-Dopa-Gabe ließ Herrn Gärtner eine ganze Weile regelrecht aufblühen. Auch die Stimmung und die Antriebskraft hoben sich wieder. Doch vor etwa einem Jahr ließ die Wirkung der Medikamente allmählich nach. Andere Medikamente halfen zwar, aber eher in dem Sinne, dass sie die Verschlechterung abbremsten. Nunmehr war die Krankheit voll ausgebrochen. Das Gehen war nur mithilfe seiner Frau und einem Rollator möglich. Auch das Essen fiel ihm schwer. Die Bissen mussten mundgerecht geschnitten werden und er konnte kaum die Gabel selbstständig zum Mund führen. Seine Frau fürchtete sich vor dem Zeitpunkt, an dem sie ihn füttern wird müssen. In den Nächten musste er mindestens einmal zur Toilette geführt werden und er konnte sich nicht ohne ihre Hilfe im Bett umdrehen. Damit sie den nötigen Schlaf fand kam ab und zu ein Student, der die Arbeiten in der Nacht übernahm.

Die Verdauung war in den letzten Monaten immer schlechter geworden und hatte jetzt ein Ausmaß erreicht, dass der Hausarzt Herrn Gärtner in ein Krankenhaus einwies.

Situationseinschätzung

Wie schätzen Sie die Situation spontan ein? Was ist Ihnen besonders aufgefallen?

Welche pflegerelevanten Fragen stellen Sie sich?

Wie erklären Sie sich, dass es zu diesem Krankheitsbild kommen konnte?

Welche Symptome und Pflegephänomene waren bei diesem Patienten zu beobachten?

Was denken Sie, wie diesem Patienten medizinisch und pflegerisch geholfen werden kann?

Wie konnte es dazu kommen?

Anatomische und physiologische Grundlagen

 Der Impuls etwa zum Anheben eines Beins wird in den Nervenfasern des prämotorischen Cortex, die man gebündelt als Pyramidenbahn bezeichnet, weitergeleitet. Die eigentlichen Programme zur Steuerung dieser Bewegung liegen jedoch nicht dort und auch nicht im Frontalhirn, wo der bewusste Entschluss zu dieser Bewegung gefasst wird. Sie stecken tief im Gehirn in verschiedenen Kerngebieten, die man zusammenfassend als Basalganglien bezeichnet. Sie machen das extrapyramidale System aus, das außerhalb der Pyramidenbahn (s. Abb. 16.2, S. 117) liegt. Es sorgt für die Bewegungen, die das Heben des Beins begleiten, die für das nötige Gleichgewicht des Körpers sorgen und die richtige Spannung, Stärke und Geschwindigkeit der Bewegung einstellen. Dazu gehören u. a. der Ncl. caudatus, das Corpus striatum, die Substantia nigra, das Putamen, das Claustrum, Teile des Thalamus (Abb. 13.1). Die Basalganglien koordinieren also die unwillkürlichen Mitbewegungen und die Kraftentfaltung jeder Muskelkontraktion. Diese Bewegungen sind dem Willen weitgehend entzogen.

Merke. Extrapyramidale Bahnen gehören nicht zur Pyramidenbahn (dem Tractus corticospinalis) über die im Wesentlichen eine bewusste Bewegung ausgelöst wird, sondern flankieren diese Bewegungen durch notwendige und meist unbewusste Aktivierungen von anderen Muskeln, die z. B. der Erhaltung des Gleichgewichtes dienen.

Krankheitsentstehung

Bei der Parkinson-Krankheit kommt es zur Degeneration dopaminproduzierender Zellen in der Substantia nigra des Hirnstamms, deren Neurone in das Corpus striatum ausstrahlen. Dadurch herrscht dort ein Mangel an dem Neurotransmitter Dopamin, während der Neurotransmitter Azetylcholin ein Übergewicht erlangt. Die Ursache ist meistens eine vererbte Veranlagung, die im mittleren bis höheren Alter zum Untergang der dopaminergen Neurone führt. Weitere Ursachen sind häufige Kopftraumen (Boxer!), Hirnentzündungen, Arteriosklerose mit Mangeldurchblutung

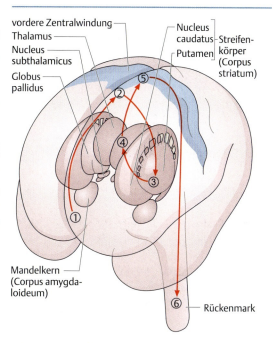

Abb. 13.1 Basalganglienschleife. Vor der Ausführung einer Bewegung nimmt das Gehirn den wahrscheinlichen Bewegungsablauf vorweg. Nach dem Entschluss zur Bewegung im Frontalhirn (1) gelangen die Impulse in die oberen Stirnlappen (2, prämotorische Hirnrinde), danach in die Basalganglien (3), den Thalamus (4), die primär motorische Hirnrinde (5) und erst jetzt ins Rückenmark (6).

oder Infarkt, Medikamente (besonders Neuroleptika gegen Psychosen, vgl. dazu auch Kapitel 20 Schizophrenie) und bestimmte Giftstoffe.

Weil die Zellen in der Substantia nigra untergehen, kommt es in dem verschachtelten System verschiedener Hirnkerne und Neurotransmitter letztlich zu einer vermehrten Aktivität hemmender Neurone. In der Folge wird die Willkürmotorik unterdrückt. Es fällt dem Patienten schwer, eine Bewegung in Gang zu setzen.

Symptome

Bei den Störungen der Bewegungsläufe treten drei charakteristische Symptome auf (Abb. 13.2):
- Hypo- oder Akinese,
- Rigor,
- Tremor.

Hypo- oder Akinese: Dabei handelt es sich um eine Bewegungsarmut mit reduzierter Mimik (sog. Maskengesicht). Es fehlen aber nicht nur die normalen mimischen Bewegungen. Der Patient schwingt z. B. beim Gehen die Arme nicht mit, er zeigt auch einen kleinschrittigen, trippelnden Gang. Häufig ist ein verzögerter Beginn einer Bewegungsabsicht zu beobachten. Man spricht von Start- und Stopp-Hemmung. Die Handschrift wird immer kleiner (Mikrographie) und die Stimme immer leiser und monoton. Der Körper ist oft nach vorne geneigt (Propulsion).

Rigor. Der Rigor ist ein erhöhter Muskeltonus. Wenn man die Glieder passiv bewegt, stößt man auf einen wächsernen Widerstand, der dem Widerstand beim Biegen einer Kerze ähnelt. Manchmal gibt es auch ein Zahnradphänomen. Dabei löst sich der Widerstand ruckartig, um gleich wieder einzusetzen, was an ein Zahnrad erinnert.

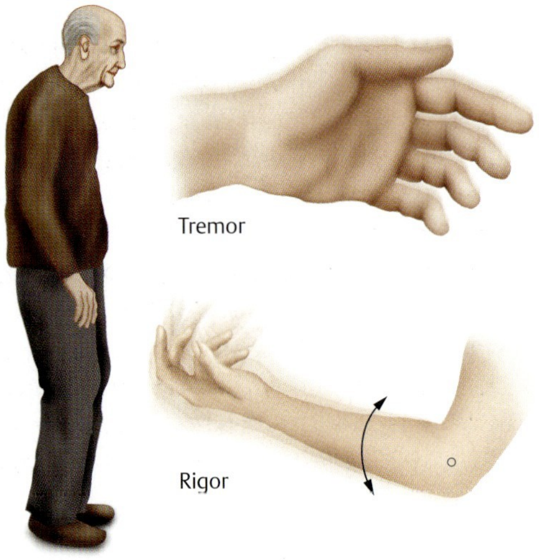

Tremor. Der Tremor ist das auffälligste Merkmal der Parkinson-Krankheit, tritt jedoch nicht immer auf. Er ist grober als etwa der essenzielle Tremor und relativ langsam. Außerdem ist er ist in Ruhephasen am stärksten und nimmt bei zielgerichteten Bewegungen ab.

Weitere Symptome. Weitere typische Merkmale der Erkrankung sind vegetative Störungen wie Speichelfluss, Schwitzen, häufiger Harndrang, Obstipation oder auch eine abnorme Talgsekretion (sog. Salbengesicht).

Die Psyche scheint oft depressiv verstimmt zu sein und das Denken verlangsamt. Dabei ist es jedoch umstritten und im Einzelfall nicht leicht zu entscheiden, ob diese psychischen Störungen zum Krankheitsbild gehören bzw. durch die motorische Verlangsamung simuliert werden, oder ob es sich um eine Reaktion des Patienten auf seine zunehmende Hilflosigkeit handelt.

Fall: Herrn Gärtners Obstipation hat mehrere Ursachen. Zum einen ist als Ausdruck der allgemeinen Bewegungshemmung auch die Darmmotilität gestört. Durch die gesamte Bewegungsarmut fällt natürlich auch die fördernde Wirkung auf die Verdauung fort. Schließlich gehört zum Nebenwirkungsspektrum einiger wichtiger Anti-Parkinson-Medikamente auch die Obstipation.

Merke. Es gibt keinen Test, der die Parkinson-Krankheit wirklich beweist. Deshalb kommt der richtigen Interpretation der drei Kernsymptome Rigor, Tremor und Akinese die entscheidende Bedeutung zu.

Welche weitere Diagnostik wurde durchgeführt?

Die Diagnose der Parkinson-Krankheit erfolgt klinisch und ist daher besonders zu Beginn der Erkrankung schwierig. Wichtig für die Diagnose ist letztlich auch der Umstand, dass

Tremor

Rigor

Akinese

Abb. 13.2 Morbus Parkinson. Rigor und Akinese werden wegen der verminderten Aktivität, die sich für den Patienten daraus ergibt, auch als Minussymptome bezeichnet, der Tremor dagegen als Plussymptom (erhöhte Aktivität).

sich die Symptome unter der Gabe von Dopamin bessern. Es kommt also im Wesentlichen auf die richtige Deutung der Symptome an.

So wie die Funktion der Stammganglien und des extrapyramidalen Systems ist, kommt es bei Funktionseinschränkungen nicht zu Lähmungen, sondern zu Störungen der Bewegungsabläufe.

Wie kann geholfen werden?

 Trotz verschiedener Behandlungsversuche mit der Implantation von embryonalem Stammgewebe in die Substantia nigra oder von Schrittmachern, ist die medikamentöse Therapie, auch wenn sie rein symptomatisch ist, die Behandlung der Wahl. Dabei verfolgt man verschiedene Ansätze, die aber letztlich alle darauf hinauslaufen, die Dopaminkonzentration oder deren Wirkung zu erhöhen:
– Hemmung des Dopaminabbaus im Gehirn,
– Simulierung der Dopaminwirkung durch Dopaminagonisten,
– Hemmung des Dopaminabbaus in der Blutbahn.
Eine medikamentöse Neueinstellung unter klinischen Bedingungen kann oft viel für den Patienten bewirken, indem etwa der ideale Einnahmezeitpunkt angepasst wird. Auch kann organisatorisch gesichert werden, dass die Einnahme in der Klinik und auch später zu Hause (evtl. mit Unterstützung) in der richtigen Form und Dosierung erfolgt. Schließlich kann das Nebenwirkungsspektrum neu bewertet und z. B. durch eine veränderte Kombination verkleinert werden.

Merke. Da das Dopamin neben der Substantia nigra auch in anderen Hirnregionen ein physiologischer Neurotransmitter ist, kann es zu psychischen Veränderungen kommen, die sich in lebhaften Träumen, Halluzinationen und schizophrenieähnlichen Psychosen äußern können.
Es geht bei der medikamentösen Behandlung oft darum, den individuell genau richtigen Mittelweg zwischen Wirkung und Nebenwirkung zu finden.

Die Medikamentengabe wird deshalb sehr sorgfältig abgestimmt. Auch Wechselwirkungen mit anderen Medikamenten, wie z. B. auch einigen Magenmitteln, die Dopaminantagonisten sind (z. B. Metoclopramid), müssen berücksichtigt werden.

Merke. Weil Dopamin die Blut-Hirn-Schranke nicht passieren kann, gibt man eine Vorstufe des Dopamins: das L-Dopa. Dieses wird aber zu einem Teil im Körper von einer Decarboxylase umgebaut, bevor es die Blut-Hirn-Schranke passieren kann. Ein gleichzeitig verabreichter Decarboxylasehemmer verhindert diesen Effekt.
Die weitere Degeneration der Nervenzellen kann jedoch medikamentös nicht verhindert werden. Über Jahre führt die Parkinson-Krankheit zu immer größerer Pflegebedürftigkeit. Die symptomatische Behandlung und die Physiotherapie sind also zu optimieren, um diesen Prozess möglichst lange und stark aufzuhalten.

Was tut die Pflege bei der Parkinson-Krankheit?

 Die tatsächliche Ursache der Parkinsonsymptomatik ist für die Pflege des Patienten nicht relevant. Sie ist jedoch wegen der motorischen Verlangsamung und der häufigen depressiven Verstimmungen nicht einfach. Ein wichtiges Phänomen sind die Start- und Stopp-Schwierigkeiten. Der Patient ist dann nicht in der Lage, einen ersten Schritt nach vorne zu machen, da die Füße wie festgeklebt sind. Bewegt er sich mit dem Oberkörper dennoch nach vorne, fällt er hin, wenn ihn niemand stützt. Hierzu gibt es verschiedene einfache Möglichkeiten, wie diese Starthemmung gelöst werden kann *(Abb. 13.3)*.

Diese und alle anderen fremd anmutenden Bewegungsstörungen des Parkinson-Patienten sind Ausdruck der speziellen Funktion der degenerierten Substantia nigra.

Grundsätzlich gilt: Die Verbesserung der selbstständigen Bewegungsabläufe ist in erster Linie Aufgabe einer gezielten Physiotherapie. Aufgabe der Pflegenden ist es, diese Übungen im Alltag ständig weiterzuführen bzw. umzusetzen. So lange wie nur möglich soll vermieden werden, dass der Patient rollstuhlpflichtig wird.
Info: Gute Kenntnisse der verschiedenen krankengymnastischen Hilfen und „Tricks" zur Bewältigung von Bewegungsstörungen erleichtern das Leben der Patienten und die Arbeit der Pflegenden.

Aufstehen und Gehen

- Wie ist das Aufstehen für den Patienten am bequemsten?
- Wie kann er beim Gehen unterstützt werden?
- Welche Hilfsmittel gibt es, um das Gehen zu erleichtern?

Aufstehen aus dem Stuhl:
Der Patient rutscht langsam mit dem Gesäß nach vorn an die Stuhlkante, zieht die Füße nach hinten, beugt den Oberkörper nach vorn, stützt sich mit den Händen ab, holt Schwung und steht so auf.

Gehen:
Wenn der Patient steht, drückt er die Knie durch, bleibt eine Weile stehen und geht erst dann los:

- beim Gehen auf Schrittlänge achten, um Trippelschritte zu verhindern
- richtiges Abrollen (Aufsetzen der Fersen zuerst) verhindert Trippelschritte und ermöglicht einen harmonischen, sicheren Gang
- beim Umdrehen während des Gehens dem Patienten zeigen, dass er nicht eng, mehrschrittig auf der Stelle drehen soll, sondern einen kleinen Bogen macht

Hilfsmittel:

- optische Reize auf dem Fußboden (Querstreifen, Schachbrettmusterung)
- Rhythmus und Musik
- Reichen einer Hand

Starthemmung

- Was ist eine Starthemmung?
- Wie kann dem Patienten geholfen werden, seine Starthemmung zu überwinden?

Info: Der Patient ist nicht in der Lage, den ersten Schritt zu machen. Er scheint wie eingefroren (*freezing*). Beim Gehversuch schnellt der Oberkörper nach vorne, die Füße bleiben festgeklebt und wenn der Patient sich nicht festhalten kann, fällt er nach vorne. Stress (z. B. Telefon klingelt), Zeitdruck, Emotionen können diese Freezing-Erscheinungen zusätzlich noch verstärken.

Empfehlung:

- weil der Patient nicht nach vorne gehen kann, sollte er einen Schritt zur Seite (Ausfallschritt) machen und sofort weitergehen
- Hochreißen der Beine (Storchengang)
- Treten auf der Stelle mit sofortiger Weiterführung des Gehvorganges

Optische und akustische Reize können eingesetzt werden:

- Stock umgekehrt halten und darüber treten
- Papier- oder Stoffstück auf Bindfaden mitführen, vor die Füße werfen, darüber treten und Bindfaden einziehen
- Querstreifen am Boden zum Üben
- nicht die Türschwelle, den Rahmen oder den eigenen Fuß anschauen, sondern das Ziel
- Selbstkommandos (1 – 2 – 3, rechts – links) oder ein Schlag auf den Oberschenkel als Starthilfe (Walkman mit Marschmusik oder ein Taktgeber)
- spezieller Freezing-Gehstock (per Tastendruck kommt ein farbiger Querstreifen unten aus dem Stock, der Patient tritt über diesen Streifen und lässt den Knopf los)

Anleitung zum Selbsttraining

- Was kann der Patient tun, um seine Haltung zu verbessern?
- Wie kann er die Feinbeweglichkeit der Hände erhalten?
- Was kann ein bettlägeriger Patient zur Erhaltung seiner Mobilität tun?

Korrektur der gebeugten Haltung:
Zum Üben der aufrechten Haltung stellt sich der Patient täglich mehrfach an die geschlossene Schranktür und versucht, mit dem Hinterkopf das Türblatt zu erreichen.

Förderung der Feinbeweglichkeit der Hände:
Handarbeit, Zeichnen, Malen, Arbeiten mit dem Softball und dem Igelball sollten nicht nur während der Krankengymnastik durchgeführt werden, sondern fester Bestandteil des Alltags werden.

Mobilisierung des bettlägerigen Patienten:
Auch im Bett soll der bettlägerige Patient so viel wie möglich selbst tun.
Ein Bettgalgen oder andere Aufrichthilfen fördern die Eigenbeweglichkeit. Der unbewegliche Patient darf aber nicht den ganzen Tag im Bett verbringen, sondern sollte vormittags und nachmittags in einen Pflegestuhl gesetzt werden (Mobilisierung). Passive und aktive Übungen (Lockerungsübungen) im Bett sind mit der krankengymnastischen Behandlung abzustimmen.

Abb. 13.3 Infoblatt. Bewegungsunterstützung eines Patienten mit Parkinson.

Bewegungsabläufe, die der Patient aktuell nicht umsetzen kann, sollten von dem Pflegenden geführt werden. Der Patient hat dann die Möglichkeit, sich aktiv daran zu beteiligen. Es wird ihm also nur soviel abgenommen, wie aktuell unbedingt nötig ist. Er muss immer wieder zur selbstständigen Ausführung einer Bewegung oder Tätigkeit ermutigt werden. Das kann bei der Unterstützung zum Waschen etwa bedeuten, dass sich der Pflegende von vornherein besonders viel Zeit nimmt und den Raum gut heizt, damit der Patient nicht auskühlt. Die Körperpflege erfolgt möglichst lange am Waschbecken bzw. im Bad. Eine Immobilisierung durch Bettlägerigkeit erhöht das Komplikationsrisiko. Auch beim Anziehen sollte der Patient möglichst viel selbst durchführen und entscheiden, da er ja keine Denkstörung hat. Insofern sind Körperpflege und Ankleiden auch Bewegungstraining.

Die Etappenziele müssen immer realistisch gewählt werden, damit der Patient nicht durch zu viele Misserfolge frustriert und demotiviert wird. Die positiven Leistungen werden gelobt und gefördert (ohne dabei jedoch in eine kindliche Sprache zu verfallen). Zeitdruck und Hetze müssen im Umgang unbedingt vermieden werden. Die Patienten reagieren oft irritiert und blockieren bei hektischen Situationen und Personen. Auch wenn sie oft teilnahmslos wirken, ist normalerweise die Intelligenz nicht beeinträchtigt, sondern es fehlen nur die vielen kleinen gestischen und mimischen Äußerungen, die man von einem Gesprächspartner gewohnt ist. Deshalb ist es auch besonders schwer für die Patienten, wenn wegen der leisen Stimme und der langsamen Sprache keine normalen Gespräche mehr geführt werden.

Auch die Verdauung wird von einer größeren Beweglichkeit profitieren, ebenso wie von einer Neueinstellung der Medikation mit besonderem Augenmerk auf die Obstipation. Eine regelmäßige Darmmassage kann auf die Verdauung förderlich wirken. Das Pflegepersonal hat die wichtige Aufgabe, die Tabletteneinnahme zu überwachen bzw. die Zeiten und die Reihenfolge genau einzuhalten. Ebenso sollte sehr sorgfältig auf die therapeutische Wirkung und auf die Nebenwir-

kungen geachtet werden. Wirkungsschwankungen der Medikamente sind möglich. Sollte z. B. die letzte Dosis nicht lange genug wirksam sein, verstärkt sich die Symptomatik plötzlich wieder. Es gibt auch von der Medikation unabhängige Schwankungen, die dazu führen, dass der vielleicht gut bewegliche Patient plötzlich absolut bewegungsunfähig wird (sog. On-off-Phasen). Von Angehörigen, Ärzten und den Pflegenden wird dies manchmal als Simulation fehlgedeutet.

Weil die Bewegungsprobleme auch nachts auftreten, muss der Patient evtl. mehrmals in der Nacht gelagert oder umgelagert werden. Der häufige Harndrang zusammen mit den Bewegungsstörungen kann die nächtliche Betreuung sehr anstrengend machen. Zur Sicherheit kann z. B. ein Urinalkondom in der Nacht sehr hilfreich sein.

Die Bewegungsstörungen haben auch Einfluss auf die Nahrungsaufnahme, sei es durch den Tremor (dieser kann etwa durch Führen der Gabel zum Mund abschwächt werden) oder durch die Akinese. Oft wird dabei soviel vom Patienten verschüttet, dass er frustriert die Motivation zum Essen verliert. Hier können Wunschkost und eine einfühlsame Hilfestellung (z. B. Warmhalteteller) helfen. Das Trinken kann noch größere Probleme bereiten. Sollte eine Exsikkose drohen, sind zusätzliche Infusionen angebracht, um den Flüssigkeitsbedarf sicherzustellen.

In Absprache mit dem Patienten können Bettgitter verwendet werden, um ihm dadurch ein sichereres Gefühl zu vermitteln. Parkinsonpatienten sind nicht selten ängstlich, da sie oft schon einige Stürze hinter sich haben. Beim Gehen und beim Waschen z. B. wird deshalb besonders auf die Sicherheit des Patienten geachtet.

Da bei den meisten Kranken die Wirksamkeit der Medikamente mit der Zeit (etwa nach 5–7 Jahren) allmählich nachlässt, ist eine regelmäßige Physiotherapie und ständiges Üben enorm wichtig für den Erhalt der Selbstständigkeit.

Fall: Herr Gärtner blieb für drei Wochen im Krankenhaus. Die Umstellung der Medikamente führte nicht gleich zu erkennbaren Fortschritten. Die Verdauung kam nur langsam wieder in Gang und besonders in der Nacht waren die Pflegenden stark gefordert. Auch für die Mitpatienten in seinem Krankenzimmer war es schwierig. In kurzen Abständen wurde die Medikation verändert, ergänzt, verringert und immer wieder musste Herr Gärtner eine Zeit lang beobachtet werden, ob diesmal möglichst viele Symptome verschwanden oder zumindest schwächer wurden.

Schließlich konnte er wieder besser schlafen und am Tage hatte er mehr Kraft für die Physiotherapie. Auch die Bewegungsabläufe hatten sich wieder etwas verbessert und er konnte die Klinik mit einer Gehhilfe verlassen. Um genauere Aussagen über seine Obstipationsbeschwerden treffen zu können, ist es noch zu früh, da sich erst nach etwas längerer Zeit zeigen wird, ob die Anpassung der Ernährung, die Anleitung zur Darmmassage und die Flüssigkeitszufuhr erfolgreich war.

14

Wenn Sensibilität und Körperempfindung gestört sind...

Polyneuropathie

Was war passiert?

Der 57-jährige Peter Berg war alkoholkrank, er machte sich darüber keine Illusionen. Aber bisher hatte er den Konsum noch stets im Griff gehabt, ohne dass er vor die Hunde ging. Bei Psychotests zum Trinkverhalten fiel er regelmäßig durch, wenn er ehrlich war. Ja, er brauchte schon mal morgens ein Glas um in die Gänge zu kommen, ja, er hatte schon mal einen Film-riss, ja, er trank mehrmals in der Woche mehr, als für ihn gut war und ja, er musste immer etwas im Haus haben.

Allerdings funktionierte sein Leben noch ganz gut. Als Lehrer war er durchaus beliebt bei den Schülern und konnte ihnen auch etwas beibringen. Er war ein bärbeißiger, kräftiger Typ mit einer von den Schülern anerkannten und respektierten Autorität, nicht zuletzt, weil er nie nachtragend war und sich immer um Gerechtigkeit bemühte. Seine Frau nörgelte zwar immer wieder an seinem Alkoholkonsum herum, aber letztlich lief doch alles gut mit ihr. Er hatte Freunde, mit denen er sich regelmäßig zum Doppelkopf und zum Kegeln traf, was natürlich auch immer willkommene Trinkgelegenheiten waren. Klar, seine Hausärztin erzählte immer wieder von seinen schlechten Blutwerten, die bereits eine gewisse Leberschädigung belegten. Aber ansonsten war er nie richtig krank gewesen. Er hatte ein paar Zipperlein, mal Herzrasen, mal etwas Verstopfung, dann wieder etwas Durchfall, aber dass Alkohol nicht wirklich gesund war, wusste er auch ohne Arzt.

Jetzt hatte er aber seit einiger Zeit dieses Kribbeln in den Füßen und ein wenig auch in den Fingerspitzen. Zuerst glaubte er, sie seien eingeschlafen. Doch traten diese Empfindungen immer häufiger und stärker auf. Die Füße waren manchmal regelrecht taub und wie einge-froren.

Situationseinschätzung

Wie schätzen Sie die Situation spontan ein? Was ist Ihnen besonders aufgefallen?

Welche pflegerelevanten Fragen stellen Sie sich?

Wie erklären Sie sich, dass es zu diesem Krankheitsbild kommen konnte?

Welche Symptome und Pflegephänomene waren bei diesem Patienten zu beobachten?

Was denken Sie, wie diesem Patienten medizinisch und pflegerisch geholfen werden kann?

Was sagte die Ärztin?

 Sie war zwar keine Neurologin, aber sie hatte doch schon oft genug Patienten gesehen, die sich bei der Schilderung ihrer Sensibilitätsstörungen automatisch über die Hände und Füße fuhren, so als streiften sie sich Handschuhe oder Strümpfe an. Es fing in den Zehen und Fingerspitzen an und schritt dann weiter Richtung Körpermitte. Sie hatte gleich den Verdacht auf eine Polyneuropathie und die einzelnen organischen Symptome, die Peter Berg beschrieb, fügten sich ebenfalls in das Bild ein, auch wenn dies keine Beweise für ihre Diagnose waren. Bei der neurologischen Untersuchung fiel ihr außerdem etwas auf, dem er selbst offenbar noch gar keine Beachtung geschenkt hatte. Beim Gehen hob er die Füße ein wenig unnatürlich hoch. Das war, wenn auch in milder Form, das Bild des Hahnentritts. Da die Fußhebermuskulatur aufgrund der Nervenstörung schon etwas geschwächt war, musste er die Beine etwas stärker in der Hüfte beugen, um die Füße auf diese Weise höher zu heben, so dass er einen Schritt machen konnte und nicht mit der Fußspitze den Boden berührte.

Auch wenn die klinischen Befunde recht eindeutig waren und die Ursache auf der Hand zu liegen schien, musste sie Peter Berg dennoch in die Klinik einweisen, damit die vermutete Ursache bestätigt, das Ausmaß der Polyneuropathie bestimmt und ein individueller Behandlungsplan erstellt werden konnte.

Merke. Der sog. Hahnentritt bei der ausgeprägten Polyneuropathie kommt durch die typische Schwäche der Fußheber zu Stande. Der Patient muss dadurch das Bein in der Hüfte stärker beugen, um den Fuß ganz vom Boden abheben zu können.

Wie konnte es dazu kommen?

Anatomische und physiologische Grundlagen

 Periphere Nerven setzen sich aus einzelnen Neuronen und den Zellen des Nervenbindegewebes zusammen. Das Soma (Zellkörper) eines Neurons liegt im Vorder- und Hinterhorn des Rückenmarks. Das Neuron besitzt zwei Arten von Fortsätzen:

– die Dendriten, über die das Neuron aktivierende und hemmende afferente Signale von anderen Neuronen aufnimmt und

– das Axon, über welches das Neuron efferente Signale an Empfängerorgane wie Muskeln, Drüsen oder andere Neurone aussendet.

Das Kaliber der peripheren Nerven schwankt von Kleinfingerdicke (N. ischiadicus) bis zu Garnstärke. Gerade beim Verlauf über ein Gelenk kann es bei bestimmten Bewegungen zu Dehnungen der Nerven kommen. Auch im Hinblick auf die Bewegungen der umgebenden Strukturen wie Muskel, Knochen und Faszien ist eine gute Beweglichkeit und flexible Einbindung der Nerven in die Umgebung außerordentlich wichtig. Während die Axone selbst den Zug- und Dehnkräften nichts entgegenzusetzen haben, wird das Nervenbindegewebe diesen Anforderungen sehr wohl gerecht. Es umhüllt die zu Faserbündeln zusammengefassten Axone in mehreren Schichten (*Abb. 14.1*).

Insgesamt ist der Vergleich zwischen einem Nerv und einem Stromkabel recht treffend. Auch im Stromkabel gibt es eine leitende Struktur im Inneren, die von einer Isolationsschicht umgeben ist. In dickeren Kabeln sind oft auch zusätzliche Strukturen integriert, die ihm eine größere Zug- und Druckfestigkeit verleihen.

Krankheitsentstehung

Die Polyneuropathie ist kein eigenständiges Krankheitsbild, sondern der Oberbegriff für einen relativ gleichförmigen Symptomenkomplex mit vielen verschiedenen Ursachen. Mit jeweils etwa 30 % sind der Diabetes mellitus und der übermäßige Alkoholkonsum die wichtigsten Ursachen der Polyneuropathie. Weitere Ursachen sind Stoffwechselstörungen, angeborene Erkrankungen oder auch paraneoplastische Syndrome im Rahmen einer Krebserkrankung. Zu Grunde liegt eine Art Mangelversorgung der Nerven. Die Ursachen schädigen den Nerv jedoch auf verschiedene Weise, auch wenn die klinischen Ergebnisse sich

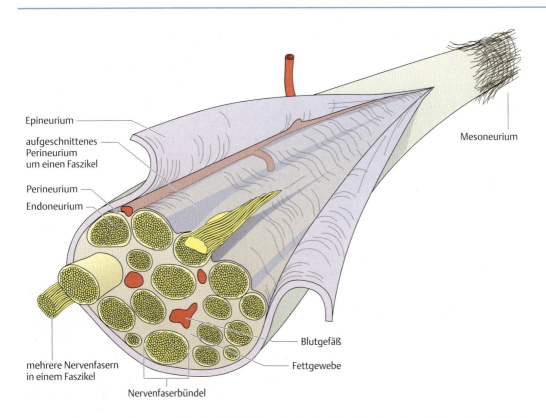

Epineurium

aufgeschnittenes Perineurium um einen Faszikel

Perineurium

Endoneurium

Mesoneurium

mehrere Nervenfasern in einem Faszikel

Nervenfaserbündel

Blutgefäß

Fettgewebe

Abb. 14.1 Aufbau eines peripheren Nerven. Die leitenden Strukturen (Fasern, Faszikel und Axon) werden von Bindegewebsschichten umgeben (Endo, Peri-, Epi- und Mesoneurium).

dann ähnlich sind. So löst z. B. übermäßiger Alkoholkonsum die sog. axonale Polyneuropathie aus, bei der die Axone betroffen sind. Die andere Form der Polyneuropathie, die u. a. zu den Folgeerkrankungen des Diabetes mellitus gehört, ist der sog. Markscheiden-Typ. Dabei sind die Markscheiden der Axone betroffen und es kommt zur Demyelinisierung, also zum Verlust der Markscheiden, welche für eine ausreichend schnelle Fortleitung der Impulse entlang der Axone mitverantwortlich sind. Die wichtigsten Kraftwerke und Produktionsstätten der Neurone oder der Markscheiden bildenden Schwannzellen im Soma arbeiten nicht mehr richtig, weil sie durch Alkohol oder einen dauerhaft zu hohen Blutzuckerspiegel geschädigt sind. Dann sind die z. T. meterlangen Axone zuerst an ihren entfernten Enden unterversorgt, weil die Transportstrecke so lang ist. Typischerweise führt das dann dazu, dass die Nervenendigungen in der Körperperipherie zuerst betroffen sind und die Symptomatik dann nach proximal fortschreitet.

Symptome

Hauptsymptome sind zunächst Sensibilitätsstörungen und Parästhesien, die entsprechend der Pathogenese dann meistens distal betont und symmetrisch auftreten. Man spricht in dem Zusammenhang auch von handschuhförmigen oder strumpfförmigen Sensibilitätsstörungen *(Abb. 14.2)*. Ebenfalls symmetrisch und an den unteren Gliedmaßen beginnend kommt es zu Muskelatrophien und schlaffen Lähmungen. Charakteristisch ist hier die Schädigung des N. peronaeus. Wegen der entstehenden Schwächung oder Lähmung der von diesem Nerv versorgten Fußheber, muss beim Gehen der Fuß über eine stärkere Hüftbeugung angehoben werden und es kommt zum Bild des sog. Hahnentritts oder Steppergang.

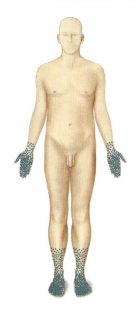

Abb. 14.2 Polyneuropathie. Typische socken- oder handschuhförmige Empfindungsstörungen.

Bei einer Schädigung des großen N. ischiadicus (Haupttäste sind N. tibialis und N. peronaeus) kann der Unterschenkel nicht mehr gebeugt werden und die gesamte Unterschenkelmuskulatur fällt aus. Die Sensibilität ist an der Außen- und Rückseite des Unterschenkels sowie am Fuß gestört. Bei der Polyneuropathie geschieht an diesen Nerven im Grunde das gleiche, allerdings ganz langsam und schleichend. Das heißt, es kann also auch zu peripheren, schlaffen Lähmungen mit Muskelatrophie und verminderten oder fehlenden Reflexen kommen. Diese sind ebenfalls symmetrisch und beginnen an den unteren Gliedmaßen. Die motorischen Ausfälle sind aber insgesamt seltener.

Hirnnervenbeteiligungen sind möglich, genau wie auch eine Beteiligung des vegetativen Nervensystems vorkommen kann. Hier sind dann trophische Hautveränderungen bis zum Ulkus, verminderte Schweißsekretion, Magen-, Blasen- und Darmentleerungsstörungen, Kreislaufstörungen die Folge. Kurz, jede somatische und jede autonome Funktion, die von Nerven vermittelt wird, kann bei der Polyneuropathie gestört sein. Ein entsprechend vielfältiges und individuelles Symptombild ist zu erwarten.

Welche weitere Diagnostik wurde durchgeführt?

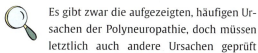 Es gibt zwar die aufgezeigten, häufigen Ursachen der Polyneuropathie, doch müssen letztlich auch andere Ursachen geprüft werden, weil davon die Behandlung und auch die Prognose abhängt. Manche Ursachen sind behandelbar, andere nicht. So ist also eine gründliche Diagnostik auch bei starker Verdachtsdiagnose wichtig. Eine komplette Blutuntersuchung dient der Suche nach einer evtl. zu Grunde liegenden Erkrankung:
– BSG und Blutbild im Hinblick auf eine Entzündung,
– Kreatinin, Harnstoff im Serum im Hinblick auf eine Niereninsuffizienz,
– Blutzuckertagesprofil, Hbα1 und ggf. Glukosebelastungstest im Hinblick auf einen Diabetes mellitus,
– γ-GT und Transaminasen im Serum im Hinblick auf eine alkoholische Leberschädigung,
– Schilling-Test zur Testung auf einen durch Resorptionsstörungen im Magen entstandenen Vitamin B$_{12}$-Mangel,
– Immunelektrophorese, Autoantikörper, Rheumafaktoren im Hinblick auf Kollagenosen und Autoimmunerkrankungen.
Weitere Untersuchungen sind:
– Tumorsuche z. B. durch Röntgen-Thorax, Abdomensonografie, Tumormarkerbestimmung,
– Rheumaserologie,
– evtl. Lumbalpunktion zur Unterscheidung zwischen einer entzündlichen und einer tumorbedingten Ursache,

– bei ätiologisch unklarer, rasch fortschreitender Polyneuropathie ist zur Diagnoseklärung auch eine Muskel- und/ oder Nervenbiopsie mit histologischem Befund erforderlich,
– Elektromyografie,
– Elektroneurografie.

Wie kann geholfen werden?

 Die Behandlung richtet sich in erster Linie nach der Grunderkrankung. Demnach bedeutet eine Behandlung also z. B. absolute Alkoholkarenz, Vitamin B_{12}-Gabe oder eine optimale Einstellung des Diabetes mellitus.

Eine symptomatische medikamentöse Behandlung insbesondere sensibler Reizsymptome erfolgt mit α-Liponsäure oder Carbamazepin. Insgesamt ist die Behandlung der Polyneuropathie sehr schwierig und langwierig, wobei die Patienten häufig auch unter medikamentöser Therapie nicht schmerzfrei werden. Nur unter optimalen therapeutischen Bedingungen kann es nach Wochen oder Monaten zu einer langsamen Besserung der Symptome kommen. Eine völlige Rückbildung ist i. d. R. nicht zu erwarten.

Was tut die Pflege bei Polyneuropathie?

 Der Patient leidet primär unter den Sensibilitätsstörungen und Parästhesien. Die Anforderungen an die Pflege hängen sehr davon ab, welche Nerven betroffen sind. Die Beschwerden durch eine Polyneuropathie sind an den Beinen häufig in Ruhe stärker als bei körperlicher Belastung. Bei Lähmungserscheinungen an den Armen werden mit Physiotherapie die im häuslichen und beruflichen Alltag notwendigen Bewegungen permanent geübt, um die Bewegungsfähigkeit möglichst lange zu erhalten. Hier kann auch Ergotherapie einsetzen, um die Feinmotorik und Koordination zu verbessern.

Bei Magenentleerungsstörungen werden mehrere kleine Mahlzeiten eingenommen. Bei orthostatischer Hypotonie wird geübt über das Sitzen langsam aufzustehen. Evtl. ist das Wickeln der Beine oder das Tragen von Kompressionsstrümpfen indiziert. Wegen autonomer trophischer Störungen ist bei Bettlägerigkeit die Dekubitusgefahr erhöht und entsprechende Prophylaxemaßnahmen werden notwendig. Da distal auch trophische Störungen häufig sind, wird wie bei Diabetespatienten auch eine spezielle Fußpflege erforderlich. Blasentraining kann bei entsprechenden autonomen Störungen eine notwendige Folge einer Polyneuropathie sein.

Was muss der Patient außerdem noch wissen?

Die Patienten müssen immer wieder zur Beseitigung der auslösenden Ursache motiviert werden, was besonders beim Alkoholismus bekanntlich sehr schwer ist. Viele Patienten sind entmutigt, wenn sich nicht innerhalb kürzester Zeit Erfolge einstellen. Sie müssen dann erneut darüber aufgeklärt werden, dass die Erholung eines geschädigten Nervs sehr lange dauern kann. Die Prognose hängt in erster Linie von der Grunderkrankung und dem Grad der Schädigung ab. Unter optimaler Therapie kommt es meist zu einer langsamen Besserung der Symptome, jedoch nicht zur vollständigen Rückbildung.

Fall: Peter Berg hat, wie nicht anders zu erwarten war, erhebliche Schwierigkeiten damit, einen Entzug zur Unterstützung seiner Gesundheit zu beginnen. Seine Frau und seine beiden studierenden Söhne beknien und bedrängen ihn dazu. Doch außer offenkundigen Lippenbekenntnissen scheint kein Wille zur Veränderung vorhanden zu sein. Am Entlassungstage bringt der Stationsarzt ihn mit einem Diabetespatienten zusammen, der nur wenige Jahre älter ist und durch seine schwere Polyneuropathie im Rollstuhl sitzt. Beide bleiben für ein knapp einstündiges Gespräch zusammen. Als seine Frau ihn danach mit nach Hause nimmt, wirkt Peter Berg sehr nachdenklich und sie hat eine leise Hoffnung, dass vielleicht doch noch der Wille zum schwierigen Alkoholentzug in ihrem Mann heranreift, der ihn vor Pflegebedürftigkeit und Siechtum bewahrt.

15

Wenn die Nervenbahnen des Rückenmarks durchtrennt werden...

Querschnittslähmung

Was war passiert?

Es ist jetzt 14 Jahre her, als sich für Stefan von einem Moment auf den anderen das gesamte Leben änderte. Er war mit vier Freunden auf einem Motorradausflug im nahen Bergischen Land. Mitte April hatte die Motorradsaison nach einem langen und harten Winter gerade erst begonnen. Sie waren eine vertraute Strecke gefahren, um auch ein Gefühl dafür zu bekommen, ob die Maschinen die lange Ruhezeit gut überstanden hatten. Die Bilder, die er vom Unfallhergang im Kopf hat, vom letzten Moment seines normalen Lebens, waren eigentlich gar nicht seine eigenen. Seine Freunde mussten es ihm immer und immer wieder erzählen. Er selbst hatte die Erinnerung an den roten Kleinbus, der gleich hinter dieser unübersichtlichen Kurve auf die Landstraße eingebogen war, völlig verloren oder eigentlich nie gehabt. Die Ärzte nannten das retrograde Amnesie. Für ihn bedeutete das aber, eines Tages die Augen aufzumachen und aus dem Alptraum nicht mehr zu erwachen.

Statt in der Berufsschule für Elektrotechnik zu sitzen, lag er auf einer Intensivstation mit einem Schlauch im Hals, konnte nur noch seinen Kopf bewegen und wusste nicht einmal warum. Anderthalb Jahre verbrachte er im Krankenhaus und in der Reha. Dabei hatte es eine Weile gedauert, bis er wieder von der Beatmungsmaschine entwöhnt war.

Jetzt war er 35 und lebte seitdem, abgesehen von zahlreichen Krankenhausaufenthalten, zu Hause bei seinen Eltern. Sein handwerklich begabter Vater hatte ihm die verschiedensten Hilfsmittel geschreinert und Teile des Hauses ganz auf Stefans Bedürfnisse hin umgebaut. Zumindest war die Beweglichkeit seiner Arme ein ganzes Stück zurückgekehrt, nicht zuletzt auch wegen seines anhaltenden Trainings und der geduldigen Krankengymnastin. Das war bei einem so hohen Querschnitt nicht unbedingt zu erwarten gewesen. Unterhalb von C6/C7 war bei ihm jede Motorik und jedes Gefühl ausgefallen. Die Feinbeweglichkeit der Finger blieb jedoch eingeschränkt, so dass er für viele Tätigkeiten Hilfsmittel brauchte. Nach einiger Zeit konnte er damit aber die PC-Tastatur und die Maus gut und flink bedienen.

Seine Krankenhausaufenthalte hatten verschiedene Gründe. Da waren die Harnwegsinfekte, die Dekubitalgeschwüre und einmal auch ein Notfall, weil er einen schweren Atemwegsinfekt gehabt hatte, der lebensbedrohlich wurde. Durch seine vegetativen Ausfälle wurde auch die Kreislaufregulation zu einem immer größeren Problem. Schließlich genügte es schon, ihn umzulagern, damit sein Blutdruck dramatisch abfiel. Das ereignete sich jedoch meistens nachts. So wurde Stefan ein Herzschrittmacher eingesetzt, der bei kritischen Blutdruckabfällen aktiviert wurde. Hinzu kam, dass ebenfalls nachts seine Atemtätigkeit erheblich nachließ. Als bei einem Krankenhausaufenthalt in der Nacht eine unzureichende Sauerstoffsättigung auffiel, wurde er wieder an die Beatmungsmaschine angeschlossen und seit 6 Jahren hat er jetzt wieder ein Tracheostoma, über das er in der Nacht beatmet wird. Glücklicherweise treten dadurch nur selten Komplikationen auf, denn eigentlich ist das Tracheostoma eine willkommene Eintrittspforte für Erreger jeder Art. Offenbar hilft die strenge Hygiene aller Beteiligten dabei, Atemwegsinfekte zu vermeiden. Er wird steril abgesaugt, wobei die Pflegekräfte auch sterile Handschuhe tragen. Außerdem tragen sie bei ihm zu Hause bei Erkältungen einen Mundschutz.

Seine sportliche Figur hat er im Laufe der Jahre natürlich verloren. Im Gegenteil, er hat sogar erheblich zugenommen und wurde übergewichtig. Einerseits weil er sich nicht mehr bewegen konnte und dementsprechend kaum noch Energie verbrauchte, aber auch, weil seine Mutter ihn nach wie vor gut bekochte und es eine der wenigen Freuden war, die ihm noch blieben. So pfiff er auf seine Figur. Allerdings hatte das Übergewicht auch gewisse Konsequenzen: Je schwerer er wurde, desto schwieriger wurde seine Lagerung und die Dekubitusprophylaxe aber auch die angegriffene Atmung litt sehr darunter.

Eine angepasste Diät hätte auch seine Verdauung besser unterstützt. Denn die hohe Querschnittslähmung bedeutete eine spastische Darmlähmung. Nach einigen Jahren wurde endlich ein Rhythmus gefunden, bei dem er jeden 2.Tag seinen Darm entleeren konnte. Dazu war es aber notwendig, am Vortag Abführmittel einzunehmen und sich zur Verdauung digital stimulieren zu lassen oder notfalls auch ausgeräumt zu werden. Die träge Darmtätigkeit und die Ernährung bedeuteten auch eine ständige Gasentwicklung, die ihn von Beginn an sehr beeinträchtigte und auch starke Schmerzen hervorrufen konnte. Schließlich bedeuteten seine Schmerzen und deren erfolgreiche Bekämpfung mit Morphinderivaten eine zusätzliche Belastung für die Verdauungstätigkeit, da Opiate neben ihrer atemdepressiven Nebenwirkung lähmend auf die Darmtätigkeit wirken.

Die Schmerzen waren für Stefan von Beginn an schwer zu lokalisieren. Sie kamen irgendwo aus dem Magen-Darm-Trakt, aber so genau ließ sich das einfach nicht sagen. Manchmal hatte er auch starke Schmerzen in Gebieten, wo er eigentlich nichts mehr spüren konnte. Anfänglich hoffte er noch, dass dies ein Zeichen dafür wäre, Gefühle wiederzubekommen, doch sagte man ihm, dass es so etwas wie Phantomschmerzen wären.

Da er eine Läsion oberhalb des Miktionszentrums im Sakralmark hatte, entwickelte sich nach Abklingen des spinalen Schocks eine spastische Blase (oder Reflexblase). Normalerweise kommt es dann, ab einer bestimmten Blasenfüllung zum unwillkürlichen Urinabgang. Durch gezieltes Blasentraining gelang es ihm, die Miktion durch rhythmisches Beklopfen der Blase auszulösen, was er seitdem im Abstand von 4–5 Stunden machen ließ. Dies musste dann mehrmals nacheinander durchgeführt werden, um die Restharnmenge in der Blase möglichst gering zu halten und um keine Harnwegsinfektion zu riskieren. Leider gelang das nicht immer so gut und schon seit Jahren hatte er beinahe monatlich einen Harnwegsinfekt. In der Klinik wurde schon mehrmals versucht, durch mechanische Erweiterung oder durch Schlitzung des Blasenhalses, die Restharnbildung zu verringern. Die Verwachsungen und Narben, die dadurch entstanden waren, verstärkten die Abflussstörung eher noch. Die Harnwegsinfekte erforderten immer wieder eine antibiotische Behandlung, die sich negativ auf die ohnehin gestörte Darmfunktion auswirkte. Zusätzlich steigern die häufigen Antibiotikabehandlungen das Risiko von Resistenzbildungen, die irgendwann eine Antibiose wirkungslos machen können.

Merke. Opiate können segensreiche Schmerzmittel sein, sofern es gelingt ihre lähmende Wirkung auf die Darmtätigkeit und die atemdepressive Wirkung in den Griff zu bekommen.

Situationseinschätzung

Wie schätzen Sie die Situation spontan ein? Was ist Ihnen besonders aufgefallen?

Welche pflegerelevanten Fragen stellen Sie sich?

Wie erklären Sie sich, dass es zu diesem Krankheitsbild kommen konnte?

Welche Symptome und Pflegephänomene waren bei diesem Patienten zu beobachten?

_____

_____

_____

_____

Was denken Sie, wie diesem Patienten medizinisch und pflegerisch geholfen werden kann?

_____

_____

_____

_____

Was sagte der Arzt?

Es hatte sich wieder ein Harnwegsinfekt eingestellt und tatsächlich war die orale Antibiose, auf die er zuletzt immer gut angesprochen hatte, nicht wirksam. Sein Pfleger, der immer zu ihm kam, hatte mit einem Teststreifen den Urin untersucht und einen erhöhten Nitrit- und Eiweißwert ermittelt. Die Erfahrung zeigte, dass dies mit hoher Sicherheit einem neuerlichen Infekt entsprach. Der hinzugezogene Hausarzt entschied sich für eine Einweisung, da er eine i. v.-Antibiose lieber im Krankenhaus betreut wissen wollte. Außerdem verabredete er mit der urologischen Abteilung eine neuerliche Untersuchung von Stefans Blase, um weitere therapeutische Möglichkeiten abklären zu lassen.

Wie konnte es dazu kommen?

Anatomie und physiologische Grundlagen

Das Rückenmark ist ein langer dünner Strang, der aus Nervenfasern und Nervenzellen besteht. Es erstreckt sich von der Schädelöffnung bis zur Höhe von L1. Es füllt also keineswegs den Wirbelkanal auf seiner ganzen Länge aus, sondern endet relativ weit oben. Diese Diskrepanz zwischen den Rückenmarksegmenten und dem zugehörigen Wirbelkörpern beginnt zervikal allmählich und steigert sich erst im Brustmark deutlich. Die Spinalnerven müssen also eine nach kaudal immer längere Strecke zurücklegen, bis sie durch ihre Wirbelöffnung in den Körper hineinziehen können (Abb. 15.1). Unterhalb von L1 führt das dann dazu, dass sich statt des Rückenmarks nur noch Fasern im Wirbelkanal befinden, die zusammengenommen an einen Pferdeschwanz erinnern (Cauda equina).

Merke. Die Cauda equina (Pferdeschwanz) besteht nur aus Nervenfasern, die aus dem Rückenmark kommen, sich auf dem Weg durch den Spinalkanal befinden, um z. T. viel weiter kaudal erst durch die Foramina intervertebralia in den Körper zu ziehen. Der Grund dafür ist, dass bereits beim Fetus die Wirbelsäule schneller wächst als das Rückenmark und so die Fasern immer weiter in die Länge gezogen werden.

Wie auch im Gehirn gibt es im Rückenmark eine graue Substanz, die vorwiegend Zellkörper enthält, und eine weiße Substanz, in der sich Axone und Markscheiden befinden. Dies führt bei Verletzungen zu einem charakteristischen Querschnittbild des Rückenmarks.

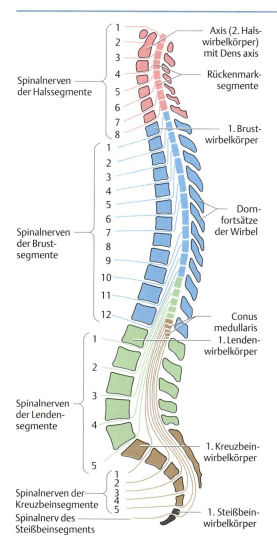

Spinalnerven der Halssegmente

1
2
3
4
5
6
7
8

Axis (2. Hals-
wirbelkörper)
mit Dens axis

Rückenmark-
segmente

1. Brust-
wirbelkörper

Spinalnerven der Brust-
segmente

1
2
3
4
5
6
7
8
9
10
11
12

Dorn-
fortsätze
der Wirbel

Conus
medullaris
1. Lenden-
wirbelkörper

Spinalnerven der Lenden-
segmente

1
2
3
4
5

1. Kreuzbein-
wirbelkörper

Spinalnerven der Kreuzbeinsegmente
Spinalnerv des Steißbeinsegments

1
2
3
4
5

1. Steißbein-
wirbelkörper

Abb. 15.1 Rückenmark und Spinalnerven. Die schematische Seiten-
ansicht stellt die einzelnen Rückenmarksegmente den zugehörigen
Wirbelkörpern gegenüber.

Durch die Vorderhörner treten die efferenten Fasern,
welche die Skelettmuskulatur ansteuern. Durch die
Hinterhörner ziehen die afferenten Fasern, welche die
sensiblen Informationen zur Verarbeitung hereinbrin-
gen (*Abb. 15.2a*). Man unterscheidet weiterhin drei
Stränge, in denen die langen auf- und absteigenden
Bahnen vom oder zum Gehirn verlaufen: Vorder-, Sei-
ten- und Hinterstrang (*Abb. 15.2b*).

Auch das Rückenmark ist von den gleichen drei Hirn-
häuten umhüllt wie das Gehirn (Dura mater, Arach-
noidea und Pia mater) und auch hier befindet sich
zwischen den Häuten der Liquor. Er lässt sich in Höhe
der Cauda equina, am besten zwischen L3 und L4 oder
zwischen L4 und L5 durch eine Lumbalpunktion für
diagnostische Zwecke gewinnen, weil er dort lediglich
die Nervenfasern umspült und die Punktionsnadel
kein Rückenmark verletzen kann.

Krankheitsentstehung

Die Querschnittslähmung ist i. d. R. die Folge eines
Traumas durch einen Verkehrsunfall, beim Sport oder
bei der Arbeit (80 %). In selteneren Fällen können natürlich auch Tumoren, Durchblutungsstörungen, Entzündungen, Bandscheibenvorfälle oder z. B. auch eine
multiple Sklerose für die Symptomatik verantwortlich
sein. In diesen Fällen handelt es sich jedoch meistens
um keinen kompletten Querschnitt.

Symptome

Die Symptomatik beim kompletten Querschnitt, bei
dem das gesamte Rückenmark durchtrennt ist, hängt
von der Höhe der Schädigung ab. Unterhalb der Läsion fällt die Rückenmarksfunktion aus. Es kann dann
keine Empfindung an das Gehirn geleitet werden und
der Ausfall der motorischen Bahnen vom Gehirn führt
zunächst zu einer schlaffen Lähmung aller von der
neuralen Versorgung abgeschnittenen Muskeln. Ist
der Querschnitt jedoch inkomplett, kann es zu sehr
unterschiedlichen motorischen und sensiblen Störungen kommen.

– Eine Rückenmarksdurchtrennung oberhalb des
  3. Halswirbels ist sicher tödlich, weil dabei durch
  Ausfall des N. phrenicus und der Interkostalnerven
  keine Atmung mehr möglich ist.
– Bei Schädigung im unteren Halsmark ist die Inter-
  kostalmuskulatur gelähmt, aber die Zwerchfell-
  atmung bleibt erhalten. Die Atmung ist dadurch
  unzureichend. Der Plexus brachialis ist nicht vollständig betroffen, so dass Bewegungen der Arme
  auf sehr unterschiedlichem Niveau möglich sind.
  Auch hier hängt es wieder sehr von der genauen
  Höhe der Schädigung ab.

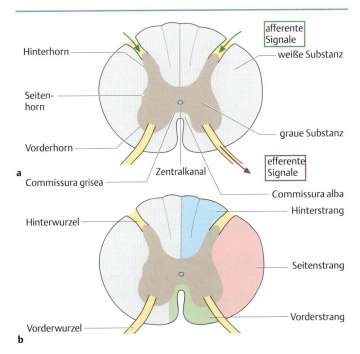

Hinterhorn

afferente Signale

weiße Substanz

Seiten-horn

Vorderhorn

graue Substanz

efferente Signale

a

Zentralkanal

Commissura grisea

Commissura alba

Hinterstrang

Hinterwurzel

Seitenstrang

Vorderstrang

Vorderwurzel

b

Abb. 15.2 Schnitt durch das Rückenmark. *a* Im Inneren des Rückenmarks liegt die nervenzellreiche graue Substanz. Sie erhält afferente Informationen aus der Hinterwurzel und gibt efferente Impulse durch die Vorderwurzel an die Rückenmarknerven ab. *b* Vorder- und Hinterwurzel grenzen innerhalb der weißen Substanz den Vorder-, Seiten- und Hinterstrang voneinander ab.

– Ist das obere Thorakalmark betroffen bleiben die Arme frei, doch wegen der Interkostalnerven kann es bei der Atmung zu Problemen kommen. Wegen einer möglichen Schädigung der sympathischen und parasympathischen N. splanchnici, welche die inneren Organe versorgen, ist ein paralytischer Ileus möglich.
– Eine Läsion im unteren Thorakalmark berührt nicht die Interkostal- oder Bauchmuskulatur, so dass die Atmung uneingeschränkt möglich ist. Die Arme sind ebenfalls nicht betroffen, jedoch kommt es zu Sensibilitäts- und motorischen Störungen unterhalb der Schädigungsstelle.
– Bei einer Schädigung im Lumbalmark sind zwar Atmung und Arme frei von Störungen, doch kommt ein anderer schwerwiegender Aspekt hinzu: Da die Hauptarterie des Lumbalmarks mit durchtrennt

wird, droht die Erweichung des gesamten Lumbal- und Sakralmarks.

Die Rückenmarksdurchtrennung führt zum Ausfall vegetativer Regulationen. Zunächst fallen, wie auch somatomotorisch, alle Funktionen aus. Unterhalb der Läsion sind die Hautgefäße dilatiert, die maßgeblich vegetativ mitgesteuerten Funktionen der Defäkation und Miktion kommen zum Erliegen. Bei der Mikti-on messen normalerweise Dehnungsrezeptoren die Spannung der Blasenwand aufgrund ihres Füllungs-zustandes. Ab einem gewissen Schwellenwert, der im Miktionszentrum der Pons gemessen wird, wird dann die Blasenentleerung eingeleitet. Doch die Meldung dieser Dehnungsrezeptoren erreicht das Gehirn nicht mehr und es erfolgt kein Miktionssignal. Im Akutsta-dium ist die Blasenentleerung unterbunden. Sie läuft gewissermaßen über (sog. Überlaufblase). Der Harn kann sich zurückstauen, es entstehen Harnwegsinfektionen.

Nach der akuten Verletzung sind alle Muskeln unterhalb der Läsion schlaff gelähmt, die Sensibilität ist ganz ausgefallen *(Abb. 15.3)*. Es sind auch keine somatischen oder vegetativen Reflexe auslösbar. Man spricht vom spinalen Schock, der mehrere Wochen andauern kann. Weiterhin besteht dabei ein Ausfall der Wärme- und Gefäßregulation, was zum Blutdruckabfall führt. Die Blase ist gelähmt, was eine Harnretention verursacht und die ebenfalls erloschene Mastdarmfuktion erzeugt einen paralytischen (Sub-)Ileus. Danach kommt es zu einer gewissen Erholung von Tonus und Reflexen. Die willkürliche Kontrolle bleibt jedoch verloren. Das tatsächliche Ausmaß der Schädigung wird erst jetzt genau erkennbar. Die Muskeleigenreflexe sind deutlich gesteigert, die reflektorische Kontrolle von Darm- und Blasensphinkter sowie die Sexualfunktionen sind gestört. Einige Nervenzellen können sich wieder erholen und die Symptomatik kann sich in Abhängigkeit davon etwas bessern.

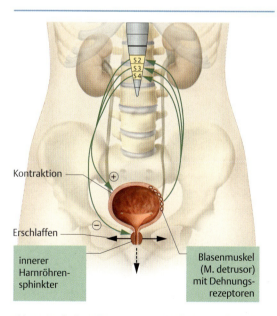

Kontraktion

Erschlaffen

innerer Harnröhren-sphinkter

Blasenmuskel (M. detrusor) mit Dehnungs-rezeptoren

Abb. 15.3 Sakrales Miktionszentrum (S2-S4). Läsionen oberhalb führen zur spastischen, unterhalb zur schlaffen Lähmung.

Welche weitere Diagnostik wurde durchgeführt?

Bei einer akuten Querschnittslähmung ist neben der differenzierten neurologischen Untersuchung die Höhenlokalisation mittels NMR indiziert. Bezüglich der Harnwegsinfektion wurde so rasch es ging ein Antibiogramm für den Erreger angefertigt. Dadurch konnte ein wirksames Antibiotikum zur Behandlung ausgesucht werden. Die urologische Abteilung nutzte die Gelegenheit, um eine erneute Blasenspiegelung durchzuführen.

Fall: Für Stefan war der neuerliche Aufenthalt in der Uni-Klinik einerseits Routine, andererseits immer wieder eine große Belastung, zumal damit auch ein hoher logistischer Aufwand verbunden war. So brachte er immer sein eigenes Beatmungsgerät mit. Hier wusste er am besten Bescheid und ging das geringste Risiko einer Infektion ein. Gleichzeitig nutzte er aber den Aufenthalt, um weitere Untersuchungen und Behandlungen durchführen zu lassen, die sonst einen erheblich größeren Aufwand bedeutet hätten, wie z. B. ein Zahnarztbesuch. Um sich die Zeit etwas zu verkürzen, nahm er seinen Laptop mit, um so seine Kontakte zu den wenigen Freunden und zu den Eltern zu halten.

Wie kann geholfen werden?

Der Harnwegsinfekt wurde mit einem entsprechenden Antibiotikum behandelt. Von urologischer Seite wurde eine weitere Sphinkterotomie diskutiert, durch die eine Senkung des Auslasswiderstandes erreicht werden kann. Es gibt auch die Möglichkeit eines elektrischen Blasenschrittmachers. Dazu werden die motorischen Nervenwurzeln vom Sakralmark zur Blase durchtrennt. Aus einer spastischen Blase wird so eine schlaffe Blase, die sich dann mit dem eingepflanzten Schrittmacher gezielt entleeren lässt.

Fall: Eine Pflegeschülerin des Oberkurses hatte sich gut mit Stefan verstanden. Sie verbrachte recht viel Zeit bei ihm und erfuhr einiges über die Entwicklung seines Zustandes infolge der Querschnittslähmung. Sie versuchte ihn zu verschiedenen Aktivitäten zu motivieren. Sie wusste, dass er sich sehr für Computer und Programmierungen interessierte und sie wunderte sich, dass er die Möglichkeiten des Internet gewissermaßen nur passiv nutzte. Sie hätte längst eine Selbsthilfegruppe im Internet eingerichtet, wenn sie über seine Fähigkeiten verfügen würde, dachte sie. Es fiel ihr schwer einzusehen, dass es einfach nicht Stefans Art war. Er hätte wohl auch ohne den Unfall so etwas nicht auf die Beine gestellt, weil er eher ein schüchterner und zurückgezogener Typ war. Diese Eigenschaft war im Laufe der letzten Jahre eher noch verstärkt worden, weil er zu Hause lebte, behütet und gepflegt von seinen Eltern. Auch machte sie sich falsche Vorstellungen von der Zeit, die ihm tatsächlich für solche Dinge blieb. Der Tag war sehr stark strukturiert, was nicht zuletzt daran lag, dass die Pflegedienste nur einen sehr begrenzten Spielraum in der Versorgung hatten. Die Grundpflege und das Frühstück nahmen morgens Zeit bis etwa 10.30 Uhr in Anspruch. Zur Druckentlastung, besonders des Gesäßes, wurde er dann gegen 13.30 Uhr wieder ins Bett gelegt. An mehreren Tagen in der Woche kam z. B. nachmittags die Krankengymnastin. Im Laufe der Zeit wurde er auch früher müde, konnte abends noch etwas fernsehen und schlief meist um 23.00 Uhr. Mitten in der Nacht wurde er dann gedreht, um dann noch mal bis etwa 6.30 Uhr zu schlafen.

Was tut die Pflege bei einer Querschnittslähmung?

 Die akute traumatische Querschnittslähmung betrifft meistens junge Menschen, deren Leben mit einem Schlag völlig anders und sicher zunächst sehr leidvoll aussieht. Alle Pläne werden zunächst oder für immer zunichte gemacht. Viele erwachen erst Tage nach dem Unfall auf der Intensivstation und können sich oft gar nicht an das Ereignis erinnern, das sie in diese schlimme Situation gebracht hat. Zunächst herrscht dann reine Verzweiflung und tiefe Niedergeschlagenheit, denn es wartet ein mehr oder weniger abhängiges Leben im Rollstuhl. Viel Verständnis, Einfühlungsvermögen und Bereitschaft zum Zuhören sind dann erforderlich, ohne sich dabei hinter simplen Aufmunterungsversuchen zurückzuziehen. Diese Situationen sind geprägt von Hilflosigkeit auf allen Seiten.

Im akuten Stadium muss die Miktion durch Blasenkatheterisierung ersetzt werden, um einen Rückstau mit aszendierenden Infektionen zu verhindern. Erst nach einigen Wochen oder einem halben Jahr entsteht die automatische Blase, d. h. reflektorisch kommt es ab einem bestimmten Füllungsgrad zu einer reflektorischen Spontanentleerung. Das Beklopfen der Haut kann dann zur reflektorischen Entleerung der Blase ausgenutzt werden und ermöglicht eine gewisse Steuerung und Kontrolle. Eine supraspinale Steuerung ist jedoch nicht mehr möglich.

Aufgrund der ausgedehnten Lähmungen kommt den Prophylaxen eine entscheidende Bedeutung zu. Keine Beweglichkeit bedeutet:
– keine selbstständige regelmäßige Lageänderung mit drohendem Dekubitus,
– der erhöhte und nicht durch zentrale Gegensteuerung kompensierte Muskeltonus fördert die Gefahr von Beugekontrakturen besonders in Hüfte, Knie und Ellbogen,
– eingeschränkte Atembeweglichkeit mit abgeflachter Atmung und mangelnder Belüftung, ganz besonders bei hohem Querschnitt mit Beteiligung der Atemmuskulatur, wodurch das Risiko von Infektionen der Atemwege steigt.

Erschwerend hinzukommen die fehlenden Meldungen aus dem Körper zur Lage der Glieder, was zu Fehlbelastungen der Gelenke führen kann. Nicht nur die Regulation der Körpertemperatur kann dauerhaft gestört sein, sondern auch das Temperaturempfinden, so dass auf der einen Seite der Patient rasch auskühlen kann oder übermäßig schwitzt, auf der anderen Seite aber

Wärme oder Kälte von außen (Heiz-/Kühlelemente, Wasser) nicht mehr richtig gespürt werden können. Dadurch kann es zu Verbrennungen oder Erfrierungen kommen. Außerdem besteht durch eine Verlangsamung des venösen Rückflusses bei mangelnder Bewegung Thrombosegefahr.

Fall: Weil für Stefan die ambulante Pflege seit Jahren erfolgreich etabliert ist, bleibt er nie länger als unbedingt nötig in der Klinik. Nach Abschluss der i. v.- Antibiose und der Blasenspiegelung hatten die betreuenden Ärzte beschlossen, es noch einmal ohne weitere Eingriffe zu versuchen. Sie appellierten an Stefans Einsicht, mehr und regelmäßiger zu trinken. Dabei hatte er nur selten Durst. Er hatte es sich schon oft vorgenommen, aber es fiel ihm einfach schwer. Trinken war für ihn etwa so wie Medizin einzunehmen, nämlich nur, wenn es unbedingt sein musste. Er konnte nach 9 Tagen die Klinik wieder verlassen. Der Hinweis der jungen Pflegerin, doch eine Selbsthilfegruppe über das Internet zu initiieren, beschäftigte ihn noch eine Weile. Vielleicht würde er es tatsächlich mal angehen, wenn er denn die Zeit dazu fand.

16

Wenn es zum Verschluss einer Hirnarterie kommt...

Schlaganfall

Was war passiert?

Horst Koppenrath, 57 Jahre alt, verheiratet und Vater zweier Töchter, entspannte sich von seiner Geschäftsführeraufgabe als Inhaber einer kleinen Kette von Kopierläden mit seiner Lieblingsbeschäftigung: der Gartenarbeit. Das war auch notwendig, denn seine Arbeit kostete ihn viele Nerven. Wahrscheinlich hing auch sein hoher Blutdruck damit zusammen. Sein Arzt hatte ihn auch Entspannungstechniken erlernen lassen. Er hatte den Kurs zum autogenen Training auch gewissenhaft mitgemacht, so wie es seine Art war. Aber er hatte es nicht geschafft, die Übungen in seinen Alltag zu integrieren, wie es eigentlich erforderlich gewesen wäre. Aber dafür hatte er eben den Garten und die Blumen.
Plötzlich überkam ihn wieder dieses seltsame Gefühl im rechten Arm, eine Taubheit. Das hatte er schon einmal vor kurzer Zeit für einige Stunden gespürt. Er hatte es auf seine Rückenbeschwerden geschoben und sich nichts weiter daraus gemacht. Schließlich konnten von dort die Beschwerden in die Beine ausstrahlen, also bestimmt auch in die Arme, wie er dachte. Doch dann überfielen ihn Schwindelgefühle und er stürzte. Es gelang ihm noch, im Liegen an seinem Handy die Notruftaste zu betätigen, dann wurde er bewusstlos. Seine Frau, die im Haus arbeitete, bekam das Geschehene erst mit, als 15 Minuten später der Notarztwagen bei ihnen vorfuhr und sie mit der Notärztin in den Garten lief.

Situationseinschätzung

Wie schätzen Sie die Situation spontan ein? Was ist Ihnen besonders aufgefallen?

Welche pflegerelevanten Fragen stellen Sie sich?

Wie erklären Sie sich, dass es zu diesem Krankheitsbild kommen konnte?

Welche Symptome und Pflegephänomene waren bei diesem Patienten zu beobachten?

Was denken Sie, wie diesem Patienten medizinisch und pflegerisch geholfen werden kann?

Was sagte die Ärztin?

Herr Koppenrath atmete und sein Herz schlug noch, doch er war ohne Bewusstsein. Er wurde mit Blaulicht in die Klinik gebracht. Die Notärztin hatte ihn bereits intubiert, damit er beatmet werden konnte, und einen venösen Zugang geschaffen.

Die grobe Untersuchung des Herzens erbrachte keinen Befund, so dass die Notärztin aufgrund der Anamnese und der orientierenden Untersuchung des Patienten die Verdachtsdiagnose Schlaganfall stellte. Frau Koppenrath, die mit in den Rettungswagen gestiegen war, erklärte der Notärztin, dass ihr Mann schon seit Jahren unter hohem Blutdruck leide. Mehrfach habe er versucht, sich das Rauchen abzugewöhnen, doch habe dies nie länger als ein oder zwei Monate gehalten. Herr Koppenrath hatte zudem nach Angaben der Arzthelferin, die seinen Notruf entgegengenommen hatte, verwaschen und teilweise auch unsinnig geredet, was die Notärztin als Zeichen einer Aphasie deutete. Bereits vom Rettungswagen aus informierte sie die Klinik, um sofortigen Zugang zum CT zu bekommen.

Merke. Schlaganfall – Begriffe mit gleicher Bedeutung: apoplektischer Insult, Apoplex, Hirninfarkt, Insult, ischämischer Infarkt, ischämischer Insult, zerebrale Ischämie.

Wie konnte es dazu kommen?

Anatomische und physiologische Grundlagen

Das Gehirn wird auf jeder Seite von je zwei Arterien versorgt (*Abb. 16.1a*): Die linke und rechte A. carotis interna (Halsschlagader) und die linke und rechte A. vertebralis (Wirbelsäulenarterie). Diese vier Arterien sind an der Hirnbasis im Circulus arteriosus untereinander verbunden. Dieser besitzt eine große klinische Bedeutung, da bei Verschluss einer der zuführenden Arterien das betroffene Gebiet über diese Anastomosen von den anderen Gefäßen versorgt werden kann (*Abb. 16.1b*).

Die Haupt-Hirnarterien hinter den Hirnbasisarterien sind die A. cerebri anterior, die A. cerebri media und die A. cerebri posterior. Ihre jeweiligen Versorgungsgebiete sind in *Abb. 16.1a* gut erkennbar.

Subarachnoidalblutung
Nicht wenige Menschen weisen von Geburt an am Circulus arteriosus eine gewisse Arterienwandschwäche auf, wodurch sich sackförmige Erweiterungen der Gefäßwand ausbilden können (Aneurysma). Sie bergen lebenslang das Risiko z. B. bei einer kurzfristigen Blutdruckerhöhung zu platzen und die oft tödliche Subarachnoidalblutung auszulösen, denn der Circulus selbst und alle von ihm abgehenden Arterien verlaufen im Subarachnoidalraum.

Krankheitsentstehung

Am Anfang des Schlaganfalls, sei er nun ischämisch oder hämorrhagisch bedingt, steht in den meisten Fällen die Arteriosklerose. Die wichtigsten Faktoren, die diese Gefäßerkrankung begünstigen, sind:

1. Hypertonie (vervierfacht das Risiko für einen Schlaganfall!),
2. Fettstoffwechselstörungen,
3. Diabetes mellitus,
4. Rauchen,
5. Metabolisches Syndrom: Stammfettsucht, Insulinresistenz mit Hyperinsulinämie und die Erkrankungen von Punkt 1–3.

Die Arteriosklerose kann auf verschiedene Weise den Infarkt verursachen:
– durch Thrombose,
– durch Embolie,
– durch hämodynamisches Versagen (bei Herzinsuffizienz, Infarkt oder Rhythmusstörungen).
Vermutlich steht am Anfang eine Schädigung des Gefäßendothels, also der Zellschicht, die das Gefäß von innen auskleidet. Die Reaktion des Körpers auf diese Schädigung soll dann zu der Ausbildung der Ablage-

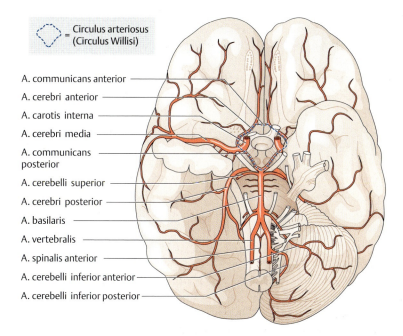

A. communicans posterior

Versorgungsgebiete:
- A. cerebri anterior
- A. cerebri media
- A. cerebri posterior

A. ophthalmica

Canalis caroticus

rechte innere Kopfschlagader (A. carotis interna dextra)

A. basilaris

Kleinhirn- arterien (Aa. cerebelli)

rechte äußere Kopfschlagader (A. carotis externa dextra)

Hinter- hauptloch (Foramen magnum)

Schilddrüsenarterie (A. thyreoidea superior)

A. carotis communis dextra

Foramina trans- versaria

rechte Wirbelsäulenarterie (A. vertebralis dextra)

Kehlkopf

Schilddrüse

Trachea

a

= Circulus arteriosus (Circulus Willisi)

A. communicans anterior

A. cerebri anterior

A. carotis interna

A. cerebri media

A. communicans posterior

A. cerebelli superior

A. cerebri posterior

A. basilaris

A. vertebralis

A. spinalis anterior

A. cerebelli inferior anterior

A. cerebelli inferior posterior

b

Abb. 16.1 Arterielle Versorgung des Gehirns. *a* Verlauf der großen zuführenden Hirnarterien, *b* Arterien der Hirnbasis und Arterienring (ge- strichelt dargestellt).

rungen u. a. von Kalk und Fetten (Plaques) führen, die den problematischen Kreislauf in Gang setzen. Die Plaques entstehen vornehmlich an Stellen, die einer erhöhten mechanischen Belastung ausgesetzt sind, wie etwa an Verzweigungsstellen der Arterien. Dadurch wird die Hypertonie zum Risikofaktor, denn sie verstärkt zusätzlich den Druck und die Belastung dieser Gefäßstellen.

Die Plaques engen das Lumen der Gefäße ein, was zur Unterversorgung (Ischämie) des dahinter liegenden Gewebes führen kann. Die Gefäßwandschädigung fördert dann die Anlagerung von Thrombozyten, wodurch Thrombosen drohen, welche das Gefäßlumen weiter einengen.

Kommt es durch ein lokales Blutgerinnsel (Thrombus) im Verlauf der Hirngefäße (meistens infolge einer Arteriosklerose der Gefäßwand) oder durch einen verschleppten Thrombus (Embolus), z. B. aus dem Herzen oder von den Halsschlagadern, zum Verschluss einer Hirnarterie, ist das Gebiet hinter dem Verschluss von der Blutversorgung abgeschnitten. Die Zellen sterben aufgrund der fehlenden Sauerstoffversorgung schnell ab, und es entsteht ein ischämischer Infarkt. Nervenzellen haben einen hohen Sauerstoffbedarf, so dass es bereits nach 3–4 Minuten ohne Sauerstoffversorgung zum Untergang von Neuronen kommt. Insgesamt beansprucht das Gehirn über 20 % des gesamten im Blut gebundenen Sauerstoffs, obwohl es nur 2 % des Körpergewichtes ausmacht. Die Nervenzellen der Hirnrinde reagieren auf Sauerstoffmangel am empfindlichsten, die des Hirnstammes sind am widerstandsfähigsten. Der ischämische Infarkt des Gehirngewebes äußert sich beim Patienten als Schlaganfall (Apoplex).

Die A. carotis interna ist zwar mit 50 % am häufigsten von einem Verschluss betroffen, doch führen hier die Kollateralkreisläufe dazu, dass ein einseitiger Verschluss auch ganz unbemerkt verlaufen kann. Der typische Hirnschlag wird im Gebiet der A. cerebri media erlitten (25 %). Meistens liegt eine Verschleppung thrombotischen Materials aus der A. carotis interna zu Grunde, die zu einer Embolie im Versorgungsgebiet der A. cerebri media führt.

Symptome

Typisch ist der plötzliche, „schlagartige" Ausfall von Hirnfunktionen. Doch ist Schlaganfall nicht gleich Schlaganfall. Das Ausmaß der Schädigungen und die Art der Symptomatik hängen davon ab, welches Gefäß betroffen ist, an welcher Stelle der Verschluss erfolgt und ob eventuell vorhandene Anastomosen den Ausfall mehr oder weniger ausgleichen können. Das Nervengewebe, das dann von der Durchblutung abgeschnitten ist, bestimmt die Symptome.

Merke. Ein Schlaganfall kann auch auftreten, wenn eine Arterie zerreißt (hämorrhagischer Infarkt; Hämorrhagie = starke Blutung) und die Nervenzellen aufgrund der Blutung untergehen.

Aufgrund der Kreuzung sowohl der (absteigenden) Pyramidenbahn als auch der (aufsteigenden) sensiblen Bahnen ist bei einem Verschluss der rechten A. cerebri media die linke Körperhälfte des Patienten betroffen und umgekehrt (Abb. 16.2).

Die spastische Lähmung der Extremitäten entsteht, weil die Muskulatur nicht nur vom Gehirn aus gesteuert wird, sondern weil es auch auf Rückenmarksebene Einflüsse und Reaktionen gibt, wie die Muskelspindeln und die Sehnenorgane, die u. a. bei den sog. Muskeleigenreflexen eine Rolle spielen. Wenn nun durch die Hirnschädigung das α-Motoneuron unterbrochen ist, das für die Willkürmotorik zuständig ist und zusammen mit allen anderen α-Motoneuronen die Pyramidenbahn bildet (Tractus corticospinalis), gewinnen die Muskelspindeln die Oberhand. Sie reagieren auf einen Dehnungsreiz mit einer starken Kontraktion, die über einen monosynaptischen Reflexbogen vermittelt wird. Der bekannte Patellarsehnenreflex ist hierfür ein sehr gutes Beispiel und zeigt, weshalb es an den Beinen zur Streckspastik kommt, während an den Armen die Beugespastik stärker ist.

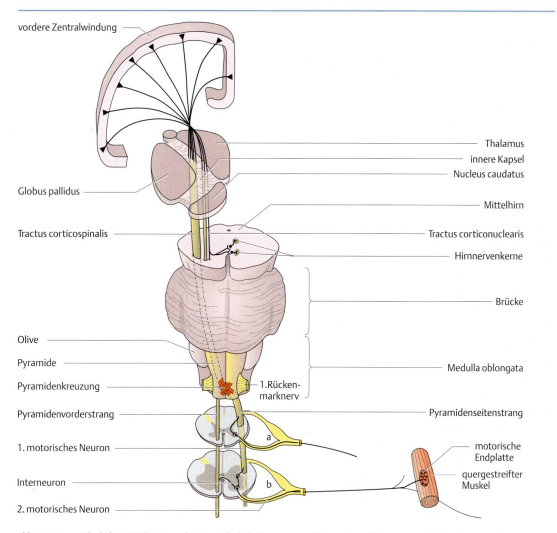

vordere Zentralwindung

Thalamus
innere Kapsel
Nucleus caudatus

Globus pallidus

Mittelhirn

Tractus corticospinalis

Tractus corticonuclearis
Hirnnervenkerne

Brücke

Olive

Pyramide

Medulla oblongata

Pyramidenkreuzung

1. Rücken-
marknerv

Pyramidenvorderstrang

Pyramidenseitenstrang

a

1. motorisches Neuron

motorische
Endplatte

quergestreifter
Muskel

Interneuron

b

2. motorisches Neuron

Abb. 16.2 Pyramidenbahn. 90 % der Fasern der Pyramidenbahn kreuzen im verlängerten Mark die Seite und ziehen als Pyramidenseiten-strang abwärts, die restlichen 10 % verlaufen ungekreuzt als Pyramidenvorderstrang. Die Fasern enden entweder direkt (a) oder über ein Interneuron (b) an den motorischen Vorderhornzellen.

Merke. Ein Schlaganfall in der rechten Hirnhälfte führt zur Lähmung und Sensibilitätsstörung auf der linken Seite (und umgekehrt).

Es gibt auch weitere Einflüsse auf den Muskel, die hemmenden und erregenden Bahnen. Da die hemmenden Bahnen sehr eng mit den α-Motoneuronen der Pyramidenbahn verbunden sind, werden diese auch immer mitgeschädigt, und die aktivierenden Ein-

flüsse gewinnen die Oberhand. Die Folgen sind Spastik und Hyperreflexie.

Die Symptome, die bei einem Schlaganfall auftreten sind in *Tab. 16.1* dargestellt. Charakteristisch ist die Spastik der betroffenen Seite (*Abb. 16.3*).

Tab. 16.1 Neurologische Ausfälle beim Schlaganfall

Betroffene Arterie	Übersicht der wichtigsten neurologischen Ausfälle*
A. cerebri media **oder** A. carotis interna	– Halbseitenlähmung, gesichts- und armbetont – halbseitige Empfindungsstörungen – halbseitiger Gesichtsfeldausfall – in der *dominanten* Hirnhälfte**: Aphasie – in der *nicht dominanten* Hemisphäre: Neglect
A. cerebri anterior	– Halbseitenlähmung, beinbetont – Inkontinenz
A. cerebri posterior	– halbseitiger Gesichtsfeldausfall – in der *dominanten* Hirnhälfte**: Dyslexie (Unfähigkeit zu lesen) – Kopf- und Nackenschmerzen
A. basilaris	– Drehschwindel – Übelkeit und Erbrechen – Drop attacks (plötzliches Hinfallen mit Bewusstseinstörung) – Schluck- und Sprechstörungen, Sehstörungen (Doppelbilder) bei vollständigem Verschluss: – Para- und Tetraparese (Lähmung der unteren Extremität bzw. aller vier Extremitäten) – rasch zunehmende Bewusstseinsstörung, Koma

* zusätzlich unabhängig von der Arterie: Bewusstseinstrübung unterschiedlichen Ausmaßes sowie psychische Veränderungen)
** bei Rechtshändern meist die linke, bei Linkshändern meist die rechte Hirnhälfte

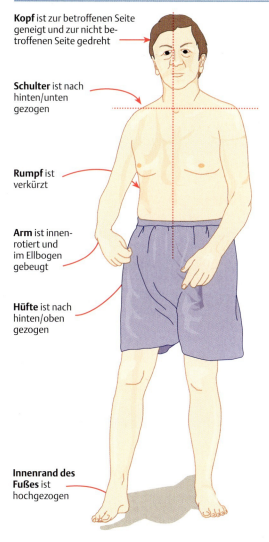

Kopf ist zur betroffenen Seite geneigt und zur nicht betroffenen Seite gedreht

Schulter ist nach hinten/unten gezogen

Rumpf ist verkürzt

Arm ist innenrotiert und im Ellbogen gebeugt

Hüfte ist nach hinten/oben gezogen

Innenrand des Fußes ist hochgezogen

Abb. 16.3 Spastik. Beugespastik der oberen Extremität und Streckspastik der unteren Extremität.

Welche weitere Diagnostik wurde durchgeführt?

Das weitere Vorgehen im Krankenhaus hing in allererster Linie vom Ergebnis der Computertomografie (CT) des Schädels ab. Der ischämische Schlaganfall oder Insult, also die Mangeldurchblutung des Gehirns, ist zwar mit 85 % viel häu-

figer als die Hirnblutung (15 %), doch lässt sich diese wichtige Unterscheidung nicht klinisch treffen, d. h. aufgrund der Symptome und mithilfe einfacher Untersuchungen, sondern nur mittels CT. Dabei erkennt man eine Blutung daran, dass sich das ausgetretene Blut heller darstellt, weil es dichter ist, als das Hirngewebe. Bei einem ischämischen Insult sieht man in den ersten Stunden im CT nichts und erst nach Stunden eventuell eine leichte Verschattung der betroffenen Hirngebiete, da die Zelluntergänge im CT erst nach und nach dazu führen, dass sich das gesunde Gewebe auch im CT von dem abgestorbenen unterscheidet.

Wenn sich dabei herausstellt, dass es sich um einen ischämischen Insult handelt, besteht in einem schmalen Zeitfenster von etwa 3 Stunden nach dem Ereignis die Möglichkeit, eine Lyse-Therapie durchzuführen. Damit kann dann ein Thrombus aufgelöst werden und viel Gehirngewebe gerettet werden.

Eine weitere vordringliche Untersuchung ist der Blutzuckerschnelltest (Stix), denn auch ein Unterzuckerungskoma kann zu Bewusstlosigkeit mit den Zeichen einer (vorübergehenden) Halbseitenlähmung führen.

Schließlich wird sehr früh ein EKG abgeleitet, da z. B. ein Vorhofflimmern die Gerinnselbildung im Herzen begünstigen kann, was die Gefahr weiterer Infarkte durch Embolien in sich birgt.

Später werden dann weitere Untersuchungen durchgeführt, um die Quelle der Embolie aufzuspüren:
– Doppler-Sonografie der extrakraniellen Halsgefäße, um Stenosen, Verschlüsse oder arteriosklerotische Plaques der hirnversorgenden Arterien (Emboliequelle) zu diagnostizieren,
– transkranielle Sonografie, um Stenosen, Verschlüsse oder Kollateralflüsse der intrakraniellen Hirngefäße zu erkennen,
– Echokardiografie, um mögliche Blutgerinnsel in den Herzhöhlen aufzuspüren, die als Emboliequelle infrage kommen,
Falls eine Operation an den Hirngefäßen geplant ist, wird eine arterielle Angiografie durchgeführt, um

relevante hochgradige Stenosen der extrakraniellen Gefäße genau in Lokalisation und Ausdehnung darzustellen.

Ausführliche Laboruntersuchungen sind:
– Gerinnungsdiagnostik (besonders bei jungen Patienten ohne Risikofaktoren), um ggf. vorhandene Störungen des Gerinnungssystems aufzudecken,
– regelmäßige Blutdruckmessungen, um den Grad einer eventuellen Hypertonie festzustellen,
– engmaschige Zucker- und Blutfettkontrolle, um Risikofaktoren einzugrenzen.

Wie kann geholfen werden?

 Nach der Definition des Schlaganfalls kommt die Therapie immer zu spät, denn selbst bei zügigster Behandlung ist bereits Gehirngewebe zerstört worden. Wenn sich die Symptome nach Stunden oder wenigen Tagen zurückbilden, spricht man nicht von Schlaganfall, sondern z. B. von der transitorisch ischämischen Attacke (TIA), bei der die Symptome maximal einen Tag andauern, beim PRIND (prolongiert reversibel ischämisch neurologisches Defizit) gar drei Tage.

Es gilt deshalb, den Schaden so gering wie möglich zu halten. So existiert meist zu dem Zeitpunkt, von dem an therapeutische Eingriffe möglich sind, noch eine Zone, die das zerstörte Gewebe umgibt (sog. Penumbra) und die noch zu retten ist. Ist dies erfolgreich, kann das Ausmaß der Ausfälle deutlich zurückgehen.

Die Hirngefäße verfügen normalerweise über die Fähigkeit zur Autoregulation. Sie vermögen es, Blutdruckschwankungen durch Anpassung ihres Durchmessers zu begegnen, so dass immer ein ausreichender Blutdruck und eine ausreichende Sauerstoffversorgung im Gehirn gewährleistet sind. Bei einem akuten Sauerstoffmangel versagt diese Autoregulation, da letztlich auch diese Funktion ja von Zellen in den Gefäßwänden ausgeübt wird, die von der Sauerstoffzufuhr abhängig sind. Es kommt bei den betroffenen Ge-

fäßen zur Gefäßlähmung (Vasoparalyse). Fortan hängt die Durchblutung dieser Region dann vom arteriellen Blutdruck und den Fließeigenschaften des Blutes ab. Kommt es jetzt zu einem plötzlichen Blutdruckabfall kann in dem betroffenen Gebiet, also z. B. hinter der Stenose, eine kritische Mangeldurchblutung mit neuerlichem Schlaganfall entstehen. Deshalb wird Herr Koppenraths erhöhter Blutdruck zunächst belassen, um die Perfusion des betroffenen Gebietes zu sichern (Erfordernishochdruck). Erst ab systolischen Werten von 200 – 220 mmHg würden hier Maßnahmen zur Absenkung eingeleitet. Um die Fließeigenschaften des Blutes zu verbessern, erhält er eine Infusionstherapie mit einer kolloidalen Lösung.

Um die Sauerstoffsättigung nicht zu gefährden, erhält Herr Koppenrath in den ersten 24 Stunden 2–4 l Sauerstoff pro Minute über eine Nasensonde. Außerdem steigern eine Hypoxie und eine Hyperkapnie den Hirndruck, was unbedingt vermieden werden muss.

Wie bei jeder Verletzung kommt es auch hier zu einem Ödem in der Umgebung der Schädigung mit einem Maximum zwischen und 24 und 72 Stunden nach dem Infarkt. Ein solches Ödem hemmt die Versorgung mit Sauerstoff und Nährstoffen und erhöht wegen der engen Verhältnisse im Schädel zusätzlich den Druck auf das gesunde Gewebe und auf die betroffenen Anteile. Dadurch wird die Durchblutung gehemmt und es besteht das Risiko weiterer Infarkte. Deshalb werden ärztlicherseits manchmal Infusionen mit hyperosmolarer Lösung wie Mannit oder Sorbit angeordnet. Hierdurch soll nach dem Prinzip der Osmose vermehrt Flüssigkeit aus dem Gehirn abgezogen werden, was jedoch umstritten ist.

Außerdem wird ein Medikament gegeben, das die Neigung zu epileptischen Anfällen unterdrücken soll. Grundsätzlich kann auch ein gesundes Gehirn einen epileptischen Anfall erzeugen, doch gehen Anfälle eher von Stellen aus, wo Gehirngewebe geschädigt wurde und wo im Gehirn Narben entstanden sind, wie z. B. nach einem Schlaganfall (siehe dazu auch Kapitel 15).

Was tut die Pflege bei frischem Hirninfarkt?

 Der Blutzucker wird regelmäßig kontrolliert, denn eine Hyperglykämie vergrößert den Infarkt und bedeutet eine schlechtere Prognose. Zur Flüssigkeitsgabe sollen deshalb auch keine Glukoselösungen gegeben werden.

Auch die Körpertemperatur soll im Normalbereich liegen und wird engmaschig kontrolliert. Fieber erhöht den Sauerstoffbedarf der Zellen, was sich in den noch zu rettenden Randgebieten des Infarktes nachteilig auswirken kann. Deshalb wird Fieber z. B. mit Wadenwickeln oder medikamentös gesenkt. Gleichzeitig gilt es, die Ursache des Fiebers herauszufinden.

Wenn der Patient wieder ansprechbar ist und auch keine Dysphagie vorliegt, kann die Flüssigkeitszufuhr oral erfolgen. In anderen Fällen muss dann die Ernährung parenteral gesichert werden.

Es empfiehlt sich die 30°-Oberkörperlagerung, um den Druck auf das Gehirn zu verringern. Dabei wird der Kopf in Mittelstellung gehalten, d. h. nicht gebeugt, gedreht oder überstreckt, da sonst der venöse Abfluss behindert werden kann.

Eine Flüssigkeitsbilanzierung bei Hirndruck zielt auf eine ausgeglichene bis leicht negative Bilanz. Bei dieser Steuerung der Flüssigkeitszufuhr hilft die häufige Messung des zentralen Venendrucks (ZVD) und des Hämatokrits.

Ebenso ist die engmaschige Bewusstseinskontrolle wichtig, denn eine (erneute) Eintrübung ist ein sensibler Parameter für einen Hirndruckanstieg.

Fall: Nach 7 Tagen wurde Herr Koppenrath auf die Normalstation verlegt. Er machte immer noch einen etwas schläfrigen Eindruck, obwohl das eventuell von der antiepileptischen Medikation herrührte, die in der Anfangszeit zu vermehrter Müdigkeit führen kann. Er war freundlich, doch schien er wegen der Lähmung seiner rechten Körperhälfte und der Faszialisparese etwas verlegen zu sein, die sein Gesicht ein wenig verzog. Er hatte einen Blasenkatheter, und in der Patientenakte wurde eine Obstipation beschrieben. Eine Magensonde wurde bereits 2 Tage zuvor entfernt, doch zeigte der Patient auch eine leichte Schluckstörung, die bei der Darreichung der Nahrung besondere Aufmerksamkeit verlangt.

Als Herr Koppenrath auf der Station umgebettet werden sollte, unterschätzte ein wenig erfahrener Zivildienstleistender die Gleichgewichtsstörungen und den gestörten Muskeltonus und konnte nur mit aller Kraft noch einen Sturz von Herr Koppenrath verhindern.

Bald darauf wurde eine Physiotherapeutin hinzugezogen, die zusammen mit Herrn Koppenrath Tests und Übungen durchführte, um seinen Mobilitätsstatus zu ermitteln. Für die betroffene rechte Körperhälfte ordnete sie aktiv-assistive und aktive Bewegungsübungen an, da er in der Lage und motiviert war, mitzuarbeiten. Die Physiotherapeutin kündigte auf der Station ihren täglichen Besuch an.

Herr Koppenraths Gehirn war als gesamtes Organ durch den Infarkt erschüttert, ähnlich einem Computer, bei dem ein Programm „abgestürzt" ist: Vieles funktioniert, aber langsam, anderes gar nicht und es dauert seine Zeit, bis er sich wieder gefangen hat und „rund" läuft.

Er ist zutiefst verunsichert. Gerade noch freute er sich auf seinen Lebensabend, an dem er endlich einmal viel Zeit mit seiner Frau verbringen wollte. Er träumte von gemeinsamen Reisen mit den Enkeln und davon, sich so ziemlich alles leisten zu können, was ihm das Leben angenehmer machen könnte. Dass er plötzlich seine rechte Körperhälfte nicht mehr bewegen konnte, war wirklich ein Schlag! Und wenn er etwas sagen wollte, kam nur unverständliches Gestammel heraus, obwohl er es im Kopf ganz klar hatte. Zuerst stellte er sich noch vor, es sei wie bei einem Alkoholrausch, wenn die Zunge schwer wird. Doch schon am zweiten Tag machte sich ein Gefühl der Verunsicherung breit. Er hatte der Schwester erklären wollen, welches Fernsehprogramm er gerne sehen würde. Mit einer Hand und seinem Gestammel klappte das aber nicht. Die eifrige junge Schwester glaubte seinen Wunsch verstanden zu haben und stellte ihm die Live-Übertragung eines Fußballspiels ein, dabei machte er sich überhaupt nichts aus Fußball. Viel lieber hätte er die Nachrichten gesehen. Beinahe hätte er sie angeschrieen, doch er nahm sich im letzten Moment zurück. Wahrscheinlich wäre wieder nur Gestammel herausgekommen.

Er lag jetzt resigniert da und schaute sich dieses langweilige Spiel an. Er bekam eine Ahnung davon, wie sein Leben aussehen könnte und welche furchtbar schwere Aufgabe vor ihm lag. Dabei tat ihm noch nicht einmal etwas weh. Er funktionierte einfach nicht mehr. „Kabel durchtrennt" hatte der Arzt gesagt, aber gab es denn niemanden, der sie wieder zusammenklemmen konnte!?

Seine Wahrnehmung und Aufmerksamkeit waren mehr oder weniger gestört und er konnte auch nicht richtig sprechen. Die Besuchszeiten für Herrn Koppenrath werden deshalb auch „dosiert". Nach und nach wurde er mit der Situation und all ihren Schwierigkeiten vertraut gemacht, aber gleichzeitig auch in die verschiedenen Arbeiten miteinbezogen.

Zu diesem Zeitpunkt drohten Herrn Koppenrath einige potenzielle Probleme:
- Das immer noch eingetrübte Bewusstsein erhöhte die Gefahr der Aspiration bei der Darreichung von Speisen oder Flüssigkeitsgabe.
- Die mangelnde Beweglichkeit führte zu einer schlechten Belüftung der Lungen und zu flacher Atmung, wodurch das Risiko einer Lungenentzündung mit seinen lebensbedrohlichen Komplikationen stark anstieg.
- Die Bewegungen im Bett wurden mit einer gelähmten Körperhälfte viel seltener und schwerer, wodurch Thrombose und Dekubitus drohten. Gleichzeitig konnte die sensorische Hirnrinde betroffen

sein, so dass Wundliegen oder Schmerzen in den Extremitäten eventuell gar nicht gespürt wurden.
- Darüber hinaus weisen 60 % aller Patienten im Akutstadium eine Harninkontinenz auf. Da deshalb ein transurethraler Blasenkatheter gelegt wurde, war auch dadurch die Infektionsgefahr erhöht. Nach spätestens 5 Tagen musste dann aber über das weitere Vorgehen im Hinblick auf die Harninkontinenz entschieden werden.
- Die fehlende Bewegung wirkte sich letztlich auch hemmend auf die Verdauung aus. Es kam zur Obstipation, und beim Stuhlgang musste Herr Koppenrath stark pressen, was den Druck in den intrakraniellen Gefäßen erhöhte.

Was tut die Pflege nach der Akutphase des Schlaganfalls?

 Die starken Unsicherheitsgefühle und Ängste machen die Situation für Herr Koppenrath völlig neu und bedrohlich. Zusätzlich sind seine kognitiven Fähigkeiten, seine Aufmerksamkeit und sein Denkvermögen etwas in Mitleidenschaft gezogen. Deshalb sollte in der Pflege jede Hektik vermieden werden.

Bei der Darreichung von Speisen wird der Patient immer in eine aufrechte Position gebracht, damit die Speisen wegen der Dysphagie ihren Weg leichter in den Ösophagus finden. Außerdem sollte das Pflegepersonal darauf achten, dass der Kopf beim Schlucken leicht nach vorne gebeugt wird. Es wird nur breiige Kost verabreicht, die das Aspirationsrisiko zusätzlich verringert. Zur Andickung dünnflüssiger Nahrungsmittel kann Johannisbrotkernmehl (z. B. Nestargel) verwendet werden. Die Gabe erfolgt mit einem kleinen Löffel der auf der Zunge platziert wird. Zusätzlich kann der aufgrund der Fazialisparese gestörte Lippenschluss unterstützt werden.

Die neuropsychologischen Störungen, d. h. die Beeinträchtigung der Konzentrationsfähigkeit, aber auch die Störungen in der räumlichen Orientierung und der Bewegung des Körpers im Raum erfordern vom Pflegepersonal eine ständige Stimulation der betroffenen Seite, um das Gehirn dazu zu bewegen, neue Verbindungen für die betroffenen Funktionen herzustellen. Das ist ein langwieriger und auch vom Alter mit abhängiger Prozess, der aber noch nach Jahren zu wichtigen Teilverbesserungen führen kann.

Die motorischen Einschränkungen machen den Einsatz vielfältiger Hilfsmittel erforderlich. Da sich die Spastik erst nach Tagen bis Wochen entwickelt, müssen auch die Hilfsmaßnahmen kontinuierlich dem Zustand des Patienten angepasst werden. Die Lagerung von Herrn Koppenrath spielt in der Pflege eine ganz entscheidende Rolle. Dabei geht es nicht nur – aber auch – um die Dekubitusprophylaxe. Eine weitere wichtige Funktion ist die Aktivierung der betroffenen Seite, denn auch durch Anbieten von Unterstützungsflächen kann bereits der Muskeltonus ein wenig normalisiert bzw. reduziert und der Kontrakturbildung entgegengewirkt werden. Die Lagerung hat also nicht nur die Funktion, dass Herr Koppenrath bequem und schmerzfrei liegt und an alle Dinge heranreicht, sondern sie hat auch einen wichtigen aktivierenden Aspekt.

Der Bewegungsmangel macht es auch erforderlich, dass eine intensive Pneumonieprophylaxe durchgeführt wird, da die Lunge bei Bettlägrigkeit nicht mehr ausreichend belüftet wird.

Ebenso wird eine Thromboseprophylaxe erforderlich, weil der Ausfall der Muskelpumpe den Blutfluss verschlechtert und die Gefahr der Gerinnselbildung besteht.

Schließlich wirkt sich die mangelnde Bewegung auch auf den Darm aus, der träge wird und obstipiert werden kann.

Die Angehörigen sollten darüber aufgeklärt werden, sich generell auf der *betroffenen* Seite aufzuhalten, den *betroffenen* Arm zu berühren und Dinge über die *betroffene* Seite anzureichen, um dadurch aktivierend auf den Patienten einzuwirken (Bobath-Konzept).

Fall: Möglichst früh wird dann mit der Rehabilitation begonnen, wozu eine neurophysiologisch ausgerichtete Pflege und Physiotherapie nach dem Bobath-Konzept und ggf. Logopädie gehören. Nach drei Wochen wird Herr Koppenrath in eine Reha-Klinik überwiesen. Es werden ihm von ärztlicher Seite zur Rezidivprophylaxe Thrombozytenaggregationshemmer verschrieben (z. B. ASS 100; 1 × 1). Die antikoagulatorische Wirkung der Acetylsalicylsäure wird ausgenutzt, um damit das Thromboserisiko abzusenken.

Psychiatrie

17

Wenn die Funktionen des Gehirns nachlassen...

Demenz (Typ Alzheimer-Krankheit)

Was war passiert?

Der 64-jährige Heiner Amnes war während seiner Berufszeit Gymnasiallehrer der Oberstufe. Auch in seiner Freizeit gehörten viele Wissensgebiete zu seinen zahlreichen Hobbies. Vor etwa einem Jahr stellte seine Tochter zum ersten Mal fest, dass er etwas vergesslicher erschien als zuvor. Doch sie machte sich noch keine Gedanken. Schließlich vergisst jeder mal etwas und ihr Vater kam auch langsam in die Jahre. Außerdem lag der Tod ihrer Mutter erst vier Jahre zurück und sie fragte sich oft, ob ihr Vater das eigentlich schon überwunden hatte oder ob er nicht doch noch sehr trauerte und dadurch vergesslicher war.

Einmal hatte er einen Schlüssel verlegt, der erst nach intensiver Suche in einer Zuckerdose gefunden wurde. Beide lachten, schüttelten den Kopf und dachten sich nichts weiter dabei. Einige Wochen später hatte er eine Verabredung zum gemeinsamen Einkaufen vergessen. Dies war ungewöhnlich, weil er sonst doch schon immer auf der Strasse bereit stand, wenn sie ihn abholen kam.

In letzter Zeit zog er sich auch ein wenig zurück von seinen sozialen Kontakten, von denen es allerdings auch eine Menge gab; mehr als sie selbst je vertragen hätte: Kegelclub, Wanderverein, Literaturclub. Zum Kegeln und Wandern wollte er wegen chronischer Kniebeschwerden nicht mehr gehen, sagte er, und der Literaturclub habe ihn zuletzt gelangweilt. Sie wunderte sich auch, dass er auf einmal gerne essen ging. „Du hast doch immer so gerne gekocht", hatte sie gesagt, aber er fand das nicht mehr so wichtig. „Ich kann es mir leisten, also geh ich jetzt essen. Warum soll ich mir noch die Mühe machen!?" „Und wo gehst Du essen?", fragte sie nach. Aber auch da antwortete er ihr ausweichend: „Es gibt so viele Restaurants. Mal hier, mal da."

Dann sprach eines Tages eine Nachbarin ihres Vaters sie an. Ihr sei aufgefallen, dass ihr Vater gar nicht mehr den Müll rausstelle. Sie stimmte ihr zu, dass er in letzter Zeit vergesslicher zu werden schien. „So fing es bei meiner Mutter damals auch an", sagte die Nachbarin, „Achten Sie mal darauf, ob die Toilette und die Wäsche noch sauber ist." Sie war ein wenig erschrocken. So schlimm würde es mit ihrem Vater gewiss nicht sein. Sie war doch vor vier Wochen noch da gewesen und außer einer kleinen Vergesslichkeit, war alles in Ordnung. In der Wohnung stellte sie tatsächlich fest, dass die Toilette nicht mehr so sauber war, wie sie es bei ihrem Vater gewohnt war. Er wirkte auch ein wenig ungekämmt und schlecht rasiert. Sie sprach ihn an: „Frau Meier sagte, du würdest deinen Müll nicht mehr rausstellen." – „Wer sagt das?" – „Unsere Nachbarin, Frau Meier" – „kenn ich nicht", antwortete er, obwohl sie seit über 30 Jahren Nachbarn waren. Sie selbst hatte als Kind von ihr herrlich viele Süßigkeiten bekommen. „Ich kann mir doch nicht von allen, die hier wohnen, die Namen merken!" Ihr Vater schien verärgert. Dann wurde ihr allmählich klar, dass die Vergesslichkeit doch viel schneller voranschritt, als es normal war. Sie redete mit Engelszungen auf ihren Vater ein, bis er schließlich einem Arzttermin zustimmte.

Situationseinschätzung

Wie schätzen Sie die Situation spontan ein? Was ist Ihnen besonders aufgefallen?

Welche pflegerelevanten Fragen stellen Sie sich?

Wie erklären Sie sich, dass es zu diesem Krankheitsbild kommen konnte?

_____

_____

_____

_____

Welche Symptome und Pflegephänomene waren bei diesem Patienten zu beobachten?

_____

_____

_____

_____

denken Sie, wie diesem Patienten medizinisch und pflegerisch geholfen werden kann?

_____

_____

_____

_____

Was sagte der Arzt?

Den Hausarzt hatte er schon lange nicht mehr gesehen. Es gab einfach keinen Grund zu ihm zu gehen. Das schlimmste, was er hatte, war hie und da eine Erkältung, mit der er spielend selbst fertig wurde. Der Arzt unterhielt sich mit Heiner Amnes, während seine Tochter dabei saß. Bei bestimmten Fragen und kleinen Gedächtnisaufgaben wurde die Vergesslichkeit und mangelhafte Orientierung ihres Vaters ganz offensichtlich. Der Arzt bat Herrn Amnes das Zifferblatt einer Uhr zu zeichnen (Abb. 17.1). Er malte einen Kreis, zwei Zeiger und verteilte dann alle Zahlen von 1 bis 12 auf der Uhr zwischen der 12 und der 3. „Da ist ja noch viel Platz übrig", sagte der Arzt und meinte das zu Dreiviertel unbeschriftete Ziffernblatt. Herr Amnes stutzte und schien ratlos. „Was machen wir damit?", fragte der Arzt erneut, aber Herr Amnes hatte keine Ahnung. Für

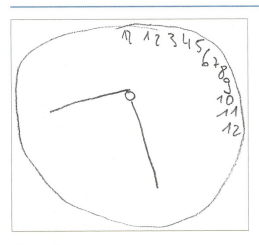

Abb. 17.1 Uhrentest.

den Arzt war die Demenz offensichtlich. Es fehlten noch ein paar klinische Befunde, die seltenere, aber behandelbare Ursachen ausschlossen. Der Verlauf und die Befunde sprachen jedoch sehr für eine Demenz vom Typ Alzheimer.

Wie konnte es dazu kommen?

Anatomische und physiologische Grundlagen

 Neue Sinneseindrücke werden im sog. sensorischen Gedächtnis blitzschnell mit den Inhalten im Langzeitgedächtnis verglichen und unbewusst verarbeitet. So ist es gut möglich, aufmerksam ein Fahrzeug zu lenken und dennoch ein Gespräch zu führen (automatisierte Aufmerksamkeit). Erst wenn neue und ungewohnte Reize hinzukommen wird die Aufmerksamkeit bewusst und bezieht weite Teile des Gehirns in die Reizverarbeitung und Reaktion mit ein. Diese gerichtete Aufmerksamkeit kann im Grunde nur jeweils eine Situation handhaben (gerichtete Aufmerksamkeit). Über die bewusste und kontrollierte Aufmerksamkeit ist eigentlich nur bekannt, dass subkortikale Aktivierungssysteme wie die Formatio reticularis und Thalamussysteme dafür zuständig sind. Das prozedurale Gedächtnis, in dem z. B. Fertigkeiten gespeichert sind ist u. a. eng mit den Basalganglien, dem motorischen Kortex und der Amygdala verbunden. Fertigkeiten, Handlungs- und Bewegungsabläufe können hiermit unbewusst ablaufen. Im deklarativen Gedächtnis werden Fakten, Wissen und Erlebnisse abgelegt und bei Bedarf bewusst wiedergegeben. Es ist eng mit dem Hippokampus, dem Riechhirn und dem parahippokampalen Kortex verbunden. Zeitliche und örtliche Zusammenhänge werden hier abgespeichert. Es genügt dann eine Teilerinnerung, um die Gesamterinnerung abzurufen.

Die normale Alterung des Gehirns ist offenbar innerhalb genetisch vorgegebener Grenzen von der geistigen und körperlichen Aktivität abhängig. Die Zahl und Funktion der Nervenzellen verringert sich im Alter kaum, doch die Zahl der Synapsen nimmt ab. Ab etwa dem 60. und 65. Lebensjahr geht das Hirnvolumen etwas zurück und hat sich zwischen dem 80. und 90. Lebensjahr um etwa 6 % verringert. Ein Rückgang der intellektuellen und kognitiven Fähigkeiten wird erst ab dem 80. Lebensjahr deutlicher, sofern dafür keine krankheitsbedingten Ursachen vorliegen. Und auch dann muss bei einem Rückgang der Fähigkeiten genau betrachtet werden, in welchem Bereich dieser Rückgang stattfindet. Die Geschwindigkeit der Informationsverarbeitung geht jedoch auch bereits in viel jüngeren Jahren zurück. Leistungen, die mit Erziehung und Erfahrung zusammenhängen, können hingegen bei entsprechendem Training auch bis ins höchste Lebensalter gesteigert werden.

Krankheitsentstehung und -verlauf

Die Alzheimer-Krankheit (primäre Demenz) ist durch einen langsam progredienten Krankheitsverlauf gekennzeichnet. Die Symptome zeigen sich in einem großen Verlust der intellektuellen Fähigkeiten, sodass soziale, alltägliche und berufliche Anforderungen nicht mehr bewältigt werden können. Dazu kommen der objektive Nachweis einer verminderten Gedächtnisleistung sowie Störungen etwa des abstrakten Denkens, des Urteilsvermögens und anderer höhere Funktionsstörungen des Gehirns wie Aphasie, Apraxie und Rechenstörungen. Die Persönlichkeitsmerkmale und der Charakter des Betroffenen bleiben hingegen recht lange erhalten. All diese Veränderungen erfolgen bei vollem Bewusstsein, also voller Wachheit. Im weiteren Verlauf entwickeln sich schwere Beeinträchtigungen mit motorischen Stereotypien und sprachlichen Wiederholungen (Perseverationen). Die sprachliche Kommunikationsfähigkeit geht verloren. Auch extrapyramidale Störungen (Parkinson-Syndrom), zerebrale Anfälle sowie produktiv psychotische Symptome wie Wahnentwicklung und Halluzinationen können zum klinischen Bild gehören.

Neuropathologisch findet sich ein temporal und frontal betonter Schwund der Nervenzellen mit Einlagerung von rundlichen (Plaques) und länglichen Verdichtungen (Fibrillen), die ein bestimmtes Protein (Amyloid) enthalten, das mit dem Zelluntergang in Verbindung gebracht wird. Besonders betroffen sind die Hirnbereiche Hippokampus, Frontallappen, vorderer Temporallappen, Parietallappen, Riechhirn, Hypothalamus und andere. Die Bildung von Neurotransmittern im Gehirn geht besonders beim Acetylcholin massiv zurück. Aber auch andere Neurotransmitter sind betroffen. Dadurch nehmen nach und nach die Gehirnfunktionen ab.

Typischerweise steht am Anfang ein subtiler Gedächtnisverlust, der zu Beginn kaum von einer alltäglichen Unkonzentriertheit zu unterscheiden ist. Es kommen Nachlässigkeiten etwa bei Kleidung und Körperhygiene sowie Verwirrtheitsphasen und größere Fehlentscheidungen dazu. Zunächst liegt eine anterograde Amnesie vor, bei der neue Informationen nicht mehr behalten werden, während alte Erinnerungen nach wie vor verfügbar sind. Dann wird aber auch das Altgedächtnis und das prozedurale Gedächtnis betroffen, was bedeutet, dass man sich auch an normale Abläufe und Prozeduren nicht mehr erinnern kann, wodurch zahllose Fähigkeiten verloren gehen, die normalerweise ohne Nachdenken ausgeführt werden können, wie z. B. Auto fahren, Schwimmen, Anziehen, Binden der Schuhe oder der Krawatte.

Läsionen des limbischen Systems erzeugen einerseits die Unruhe, die bei vielen Alzheimer-Patienten zu beobachten ist, andererseits aber auch die Lethargie. Motorische Störungen wie Tonusanomalien, Ataxie, Sprachstörungen oder Schluckstörungen treten erst spät hinzu *(Abb. 17.2)*.

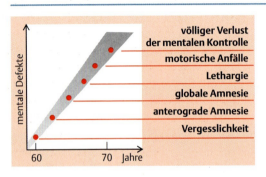

Abb. 17.2 Demenz. Zeitliche Abfolge von mentalen Defekten.

Merke. Gerade im Frühstadium ist die Alzheimer-Krankheit oft schwer zu erkennen, da sich die Vergesslichkeit nur allmählich von der auch in jungen Jahren auftretenden Vergesslichkeit unterscheidet. Der Patient kann sich seiner Vergesslichkeit und Unfähigkeit sehr schämen und versuchen, dies durch Ausreden und Improvisationen zu vertuschen, was nicht selten auch eine Zeit lang gelingt.

Welche weitere Diagnostik wurde durchgeführt?

 In der kranialen Computertomografie (CCT) ist eine vom Krankheitsstadium abhängige frontotemporal betonte globale Hirnatrophie zu erkennen. Im Frühstadium kann der Befund jedoch noch normal oder grenzwertig sein. Das EEG und die Liquordiagnostik erbringen unspezifische Befunde. Darüber hinaus werden jedoch sämtliche Organsysteme untersucht, um eine sekundäre und evtl. behandelbare Demenz auszuschließen.

Wichtig ist auch eine psychiatrische Untersuchung, denn im Rahmen einer Depression kann gerade bei alten Menschen das Bild einer sog. Pseudodemenz entstehen.

Merke. Auch eine Depression kann wie eine Alzheimer-Krankheit aussehen, was besonders bei älteren Depressionspatienten nicht selten zu Fehldiagnosen führt.

Wie kann geholfen werden?

 Im Vordergrund der Behandlung stehen pflegerische Maßnahmen zur Vorbeugung und Behandlung von Begleiterkrankungen. Eine kausale Therapie steht nicht zur Verfügung.

Im Frühstadium kann durch die Einnahme von nootropischen Substanzen versucht werden, die Gedächtnisleistungen zu verbessern. Hemmsubstanzen der Acetylcholinesterase, welche Acetylcholin abbaut, sollen dem Mangel an Acetylcholin im Gehirn entgegenwirken. Bei produktiv psychotischer Symptomatik ist die Einnahme von Neuroleptika erforderlich, bei Depressionen können Antidepressiva verschrieben werden.

Ein weiterer symptomatischer Behandlungsansatz ist die Gestaltung der Umgebung des Patienten, damit er dort ein Gefühl der Sicherheit bekommt. Als Orientierungshilfen werden Schilder an Türen angebracht, Namen auf die Fotos der Angehörigen geschrieben usw. Zur Stabilisierung werden Gedächtnisübungen und -spiele initiiert, welche Selbstwertgefühl und Zufriedenheit tatsächlich steigern können.

Merke. Gerade zu Beginn der Krankheit gibt es immer wieder auch längere normale Phasen. Das Risiko von Kränkungen durch – sonst vielleicht erforderliche – Bevormundung ist dann sehr groß.

Was tut die Pflege bei Demenz?

Die Pflege dementer Patienten ist in erster Linie vom Krankheitsstadium abhängig. Bei leichter Verwirrtheit erhält der Patient Orientierungshilfen, die ihm dabei helfen, möglichst selbstständig in seiner gewohnten Umgebung zurechtzukommen. Die Pflege soll aktivierend sein. Der Schwerpunkt liegt auf der sozialen Unterstützung und Integration durch kognitive Aktivierung, Selbsthilfetraining, Ergotherapie und Bewegungsförderung.

Die alltäglichsten Dinge verlieren mit einem Male ihren Sinn oder erhalten einen völlig neuen. Das kann für den Betroffenen, der immer wieder auch klare Momente haben kann, extrem beängstigend und verunsichernd sein. Irgendwann versteht er buchstäblich die Welt nicht mehr. Zu Beginn ist dieser Zustand noch mit vielen Missverständnissen, Kränkungen auf beiden Seiten und Ärger verbunden. Die für den Patienten im Alltag entstehenden Probleme und Hindernisse sind für den Gesunden meist gar nicht nach-

vollziehbar und noch weniger vorherzusehen. Nichts ist selbstverständlich. Deshalb muss der Pflegende immer mit allem rechnen und er wird in der Lage sein mit der Zeit immer mehr scheinbar Selbstverständliches aus einem anderen Blickwinkel betrachten zu können. Ohne Übung kommt man sonst kaum auf die Idee, dass das Ausspülen des Mundes nach dem Zähneputzen plötzlich nicht mehr über dem Waschbecken erfolgt, sondern daneben, um evtl. das Weihwasserbecken nicht zu entweihen.

Dem Demenzkranken hilft dabei ein strukturierter, stereotyper Tagesablauf oder auch die räumlichen Anordnungen. Nach Möglichkeit sollten die Veränderungen der Räume und auch der Gegenstände in den Räumen gering bleiben. Ganz vertraute und persönliche Gegenstände geben dem Patienten Halt.

Das Ausstrahlen von Ruhe und Gelassenheit bei guter Planung aller Pflegeschritte trägt entscheidend zur Beruhigung des Patienten bei, damit aus der Angst und Unsicherheit keine Aggressivität erwächst. Dies bedeutet auch, über Anschuldigungen und Beschimpfungen freundlich und ruhig hinwegzusehen und sinnlose Diskussionen zu vermeiden. Der Pflegende kommt in die Situation, vergleichbar mit der Betreuung eines kleinen Kindes, besser zu wissen, was gut für den Patienten ist, und muss dies liebevoll und stets respektvoll umsetzen.

Die Aktivierung und Förderung des Patienten bedient sich aller noch verfügbaren Ressourcen (Abb. 17.3). Es erfordert große Geduld, das noch mögliche Leistungsmaß zu ermitteln, ohne dem Patienten Tätigkeiten abzunehmen, die er noch selbst bewältigen kann. Dabei helfen können Hirnleistungstraining (z. B. Gedächtnis- und Konzentrationsspiele) und soziales Training (z. B. Koch- oder Einkaufstraining und Gruppenspiele). Wichtig ist für die gesamte Betreuung des Betroffenen, die Biografie sehr gut zu kennen. Dadurch kann man verschiedene ungewöhnliche Handlungen des Betroffenen eher verstehen.

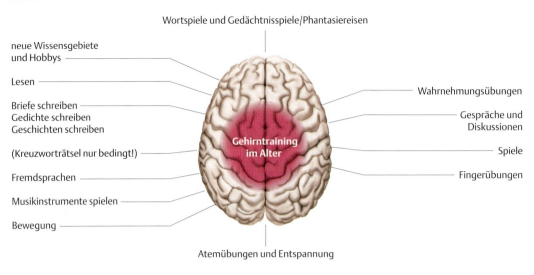

Wortspiele und Gedächtnisspiele/Phantasiereisen

neue Wissensgebiete und Hobbys

Lesen

Briefe schreiben
Gedichte schreiben
Geschichten schreiben

(Kreuzworträtsel nur bedingt!)

Fremdsprachen

Musikinstrumente spielen

Bewegung

Gehirntraining im Alter

Wahrnehmungsübungen

Gespräche und Diskussionen

Spiele

Fingerübungen

Atemübungen und Entspannung

Abb. 17.3 Gehirntraining. Dazu gehören alle Aktivitäten, die die Hirnaktivität anregen (nach Oppolzer).

Merke. Der Patient kann im Alltag plötzlich vor Problemen und Hindernissen stehen, die für den Gesunden nicht nachvollziehbar oder vorhersehbar sind. Deshalb muss in der Pflege dieser Patienten immer mit Unvorhersehbarem gerechnet werden.

Mittlerweile gibt es verschiedene gesprächs- und verhaltenstherapeutische Ansätze im Umgang mit Menschen, die an einer Demenz leiden. Als Beispiele sind hier der personenzentrierte Ansatz (Kitwood), die Validation und das Dortmunder Konzept zu nennen. Allen Konzepten ist gemein, dass eine unbedingte Wertschätzung gegenüber dem Betroffenen unerlässlich ist. Besonders das Umfeld scheint hier von großer Bedeutung zu sein. Neuerdings werden vermehrt kleine Wohngruppen gestaltet, um die Umgebung so normal wie möglich zu erhalten. Durch einen dann recht typischen familiären Tagesablauf mit entsprechenden Aufgaben wie gemeinsames Kochen oder Bügeln wird erreicht, dass die Zufriedenheit der Betroffenen erheblich steigt. Ein für die Pflegenden deutlich leichterer Umgang mit den Demenzkranken ist dadurch möglich. Bei schwereren Demenzgraden verlagert sich der Schwerpunkt immer mehr zu pflegerischen

Maßnahmen bis hin zur kompletten Übernahme der Pflege.

Merke. Der Patient kann im Alltag plötzlich vor Problemen und Hindernissen stehen, die für den Gesunden nicht nachvollziehbar oder vorhersehbar sind. Deshalb muss in der Pflege dieser Patienten immer mit Unvorhersehbarem gerechnet werden. Auch wenn der Patient seine Gefühle vielleicht nicht mehr verbal äußern kann, bleiben sie doch bis zu seinem Tod erhalten.

Fall: Heiner Amnes Tochter wurde inzwischen das seltsame Verhalten ihres Vaters während des vergangenen Jahres immer verständlicher. Es waren nicht die Knie, die ihn vom Kegeln oder Wandern abhielten, sondern eher die Tatsache, dass er die Namen seiner Freunde nicht mehr richtig wusste oder sich vielleicht auch an die Regeln des Spiels nicht mehr erinnern konnte. Aber darüber ließ sich nur noch spekulieren. Dem Literaturclub konnte er wahrscheinlich ebenfalls nicht mehr folgen. Er hatte immer gerne gekocht, aber offenbar konnte er die Abläufe nicht mehr in die richtige Reihenfolge bringen oder er verstand die Rezepte nicht mehr. Im Restaurant gab es diese Probleme nicht.

Er hatte selbst gemerkt, dass er vieles nicht mehr konnte. Das musste ihm so peinlich gewesen sein, dass er sein Leben dementsprechend umgestaltet hatte. Sein Zustand hatte sich inzwischen so verschlechtert, dass er nicht mehr allein leben konnte. Der Hausarzt half ihr dabei einen Platz in einer Gerontopsychiatrie zu finden. Heiner Amnes war traurig darüber, dass er in ein Heim musste, sah es aber auch teilweise ein. Die Ärzte hatten seiner Tochter erklärt, dass es sich um einen relativ raschen Verlauf der Krankheit handelt und dass ihr Vater wahrscheinlich in spätestens vier oder fünf Jahren daran sterben würde. Doch hatte er auch immer wieder gute Phasen, in denen sie große Zweifel an der Diagnose Alzheimer-Krankheit mit ihren schlimmen Folgen hatte.

Beim letzten gemeinsamen Besuch in einem Restaurant, als sie zusammen bei Tisch saßen, war er die meiste Zeit im Gespräch so klar, als wäre nie etwas gewesen, als hätte er sich einfach wieder erholt. Er bestand auch darauf, die Rechnung zu bezahlen. Er legte seine Kreditkarte hin und unterschrieb wenig später souverän den Beleg. Er bedankte sich für die freundliche Bedienung und legte der jungen Kellnerin als Trinkgeld einen 100-Euro-Schein hin.

18

Wenn man sich wertlos, leer und unendlich traurig fühlt...

Depression

Was war passiert?

Die 41-jährige Beate Friese saß mit ihrem Ehemann beim Hausarzt. Der Mann hatte um den Termin gebeten. Als der Arzt fragte, was denn die Beschwerden seien, erzählte Matthias Friese von den Problemen seiner Frau. Sie käme seit Wochen nicht mehr richtig auf die Beine, weil sie sich schon morgens krank und schwach fühle. Sie habe starke Schmerzen im Unterleib, berichtete er, aber die ganzen Untersuchungen beim Frauenarzt hätten nichts ergeben. Dieser habe davon gesprochen, dass seine Frau organisch gesund sei und dass es vielleicht ein psychisches Problem gäbe. Zum Psychiater wollte sie aber nicht gehen. Deshalb seien sie heute da und hätten gerne seinen Rat. Werner Friese versorge seither morgens die beiden 12 und 14 Jahre alten Töchter, die noch zur Schule gingen.

Temperamentvoll und ein wenig laut beschreibt er die Krankheit seiner Frau, auf die er sich jedoch keinen Reim machen konnte. Beate Friese selbst saß neben ihm und schaute stumm ins Leere. Als der Arzt sie ansprach, um von ihr eine Schilderung der Beschwerden zu bekommen, fiel es ihr schwer zu antworten. Bei den ersten Versuchen kam stets ihr Mann zu Hilfe. Erst nachdem der Arzt ihn aufgefordert hatte, seine Frau alleine antworten zu lassen, schilderte sie zögerlich, dass sie schon an den kleinsten Aufgaben im Haushalt verzweifle, weil ihr alles unendlich schwer falle. Als er sie nach ihrer Stimmung befragte, überlegte sie sehr lange, bevor sie dann nur „leer" antwortete. Sie habe gar keine Hoffnung mehr, wisse nicht einmal, worauf sie persönlich hoffen sollte. Dann fiel ihr Mann wieder dazwischen: „Ich bin Kummer gewohnt, Herr Doktor, das können Sie mir glauben. Ich kann das auch noch eine Weile so weitermachen. Die Töchter sind ja auch schon ziemlich selbstständig. Ich mache mir bloß Sorgen um meine Frau. Da muss was passieren."

Situationseinschätzung

Wie schätzen Sie die Situation spontan ein? Was ist Ihnen besonders aufgefallen?

Welche pflegerelevanten Fragen stellen Sie sich?

Wie erklären Sie sich, dass es zu diesem Krankheitsbild kommen konnte?

Welche Symptome und Pflegephänomene waren bei diesem Patienten zu beobachten?

Was denken Sie, wie diesem Patienten medizinisch und pflegerisch geholfen werden kann?

Was sagte der Arzt?

 Der Arzt konfrontierte das Ehepaar mit seiner Vermutung, das es sich evtl. um eine Depression handeln könnte. Herr Friese warf daraufhin ein, dass seine Frau gar keinen Grund habe und es ginge ihnen doch so gut. Um mit der Patientin besser in Ruhe sprechen zu können, bat der Arzt den Ehemann den Raum zu verlassen.

Beate Friese fühlte sich wie versteinert und gab an, nicht einmal Traurigkeit empfinden zu können. Sie sei leer und hoffnungslos. Ihr Denken kreise ständig darum, dass alles sinnlos und sie völlig überflüssig sei *(Abb. 18.1)*. Für die Familie sei sie bloß eine Belastung. Sie fühle sich bei allem, was passiere, schuldig, selbst bei Meldungen in den Nachrichten. Sie habe kaum Appetit, seit Wochen nicht mehr durchgeschlafen und ständig Unterleibsschmerzen. Außerdem habe sie an Gewicht verloren. Sie suche ja auch ständig nach Gründen, finde aber keine.

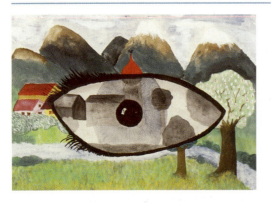

Abb. 18.1 Depressive Grundstimmung. Darstellung einer depressiven Patientin, wie sie die Welt sieht (Sammlung Prof. G. Laux, Wasserburg).

Es galt für den Arzt herauszufinden, ob seine Patientin selbstmordgefährdet war. Er sprach sie frei heraus darauf an, ob sie schon mal an Selbstmord gedacht hätte. Zuerst zögerte sie zu antworten, gab es dann aber zu. Auf die Frage, was denn wohl die Familie dazu sagen würde, sagte sie, dass es wahrscheinlich für alle eine Erlösung wäre. Schließlich berichtete sie, schon einige

Tabletten gehortet zu haben. Für den Arzt reichten diese Angaben aus, um die Einweisung von Beate Friese zur stationären Behandlung zu veranlassen.

Wie konnte es dazu kommen?

Jeder Mensch kennt Freude und Traurigkeit. Beides gehört selbstverständlich zum Leben dazu. Depressionen sind qualitativ anders als eine normale Traurigkeit und mehr als eine besondere Schwere oder Langwierigkeit der Trauer und Niedergeschlagenheit. Depressionen verändern den Menschen und können von ihm alleine oft nicht bewältigt werden.

Krankheitsentstehung

Eine Depression kann das einzige Symptom oder Teil eines psychischen Symptomenkomplexes sein. Sie kann aber auch die Folge oder das Symptom einer körperlichen Erkrankung sein. Manchmal ist die Depression die Reaktion auf ein akutes Ereignis, wie etwa den Tod eines geliebten Menschen. Man spricht dann auch von einer reaktiven Depression. Oft scheint sie aber auch aus dem Nichts zu entspringen. Vielfach lassen sich dann aber in der Entwicklung des Patienten Ereignisse, Geschichten und Traumen ermitteln, welche die Depression als eine nach innen gerichtete Aggression zeigen.

Auf organischer Ebene wird die Depression mit einer verringerten Verfügbarkeit von Noradrenalin und/oder Serotonin im Gehirn in Zusammenhang gebracht. Noradrenalin ist in bestimmten Hirnregionen ein Neurotransmitter *(Abb. 18.2)*. Im Zusammenhang mit der Depression scheint hier ein Mangel in den Hirnstammregionen Locus coeruleus und Tegmentum vorzuliegen. Ganz ähnlich verhält es sich mit dem Neurotransmitter Serotonin der Nuclei raphe, die sich ebenfalls in der Hirnstammregion befinden.

Es gibt verschiedene Theorieansätze für die Entstehung psychischer Erkrankungen. Der eine sieht

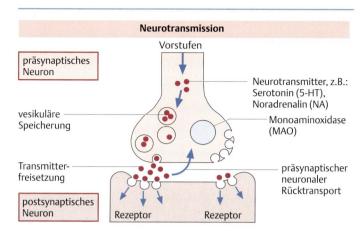

Neurotransmission

Vorstufen

präsynaptisches Neuron

Neurotransmitter, z.B.: Serotonin (5-HT), Noradrenalin (NA)

vesikuläre Speicherung

Monoaminoxidase (MAO)

Transmitter- freisetzung

präsynaptischer neuronaler Rücktransport

postsynaptisches Neuron

Rezeptor   Rezeptor

Abb. 18.2 Neurotransmission. Bei Depressionen kommt es zur Verminderung der Neu- rotransmitter Noradrenalin und/oder Serotonin sowie zur Veränderung der Dichte und Empfindlichkeit von postsynaptischen Rezeptoren.

in einer Depression nicht mehr als eine Störung im Neurotransmitterhaushalt, der andere sieht sie als Ergebnis verschiedener seelischer Traumen mit ent- sprechenden Reaktionen der Psyche. Längst gibt es je- doch genügend Hinweise darauf, dass es sich um zwei Seiten einer Medaille handelt. Können Gefühle und Gedanken den Körper krank machen? Natürlich! Wer lange trauert, wird nachweislich eher krank, wer Angst hat oder sich aufregt, dessen Herz schlägt schneller, wer zu viel lacht, kann Schmerzen in der Bauchmus- kulatur bekommen. Kann der Körper die Psyche krank machen? Selbstverständlich! Eine Kortison-Behand- lung kann eine Depression auslösen, ein rechtsseitiger Schlaganfall führt nicht selten zu Persönlichkeitsver- änderungen. Schließlich zeigt auch das Ansprechen vieler Depressionen auf Medikamente oder auch die Wirkung alkoholischer Getränke und anderer Drogen auf das Gehirn, dass die Psyche und das Gehirn un- trennbar miteinander verwoben sind.

Symptome

Morgens nicht aufstehen zu können, ist ein typisches Beispiel für die Antriebsschwäche bei einer depres- siven Erkrankung. Beate schaffte es weder, ihren Pflichten nachzukommen, noch hatte sie Interesse an den Dingen, die ihr früher Spaß machten. Auch die Be-

wegungen waren schwerfällig, kraft- und schwunglos, die Mimik leidend oder starr.

Die Mischung aus negativem Selbstbild, negativen Zukunftserwartungen und negativem Weltbild ist ty- pisch für die depressive Grundstimmung. Der Patient wird beherrscht von einer Empfindung der Gefühl- losigkeit, einer inneren Leere und tiefen Traurigkeit über die er aber nicht weinen kann. Es gibt Gefühle extremer Vereinsamung, großer Schuld, völliger Wert- losigkeit und des totalen Versagens. Durch diese Ge- fühlslage kommen auch körperliche Symptome hin- zu: fehlender Appetit, Ein- und Durchschlafstörungen, sexuelle Lustlosigkeit, aber auch Obstipation, Druck- und Engegefühle in Hals, Kopf und Brust.

Welche weitere Diagnostik wurde durchgeführt?

 Das entscheidende Diagnoseinstrument ist das Gespräch. Zum Ausschluss einer Depres- sion als Folge einer Stoffwechselstörung oder auch eines hirnorganischen Prozesses, werden die

Standardlaboruntersuchungen und ein kraniales CT durchgeführt.

Wie kann geholfen werden?

Die medikamentösen Ansätze der Depressionsbehandlung verfolgen alle das gleiche Ziel: eine Erhöhung der Konzentrationen von Noradrenalin und Serotonin im synaptischen Spalt zwischen zwei Nervenzellen. Dies kann erreicht werden durch:

– Hemmung der Wiederaufnahme der Neurotransmitter,
– Hemmung des Abbaus der Neurotransmitter,
– Steigerung der Freisetzung der Neurotransmitter.

Lithium-Salze sind ebenfalls in der Depressionsbehandlung weit verbreitet, doch eignen sie sich besser zur Rezidivprophylaxe. Ihr Wirkmechanismus ist nicht ganz geklärt. Wahrscheinlich beeinflussen sie in günstiger Weise die intrazelluläre Signalübertragung.

Psychotherapeutische Verfahren sind besonders bei neurotischer Konflikt- und Erlebnisverarbeitung sinnvoll. In den Gesprächen sollen die möglicherweise auslösenden Faktoren in der Entwicklung erkannt und bearbeitet werden. Eine zentrale Rolle spielt hier die Vorstellung von der Depression als eine nach innen gerichtete Aggression. Nicht selten zeigen Patienten gerade dann Aggressionen, wenn sie etwa zu ergotherapeutischen Angeboten motiviert werden sollen. Dieser nach außen gerichtete Ärger, evtl gegen das Pflegepersonal, kann durchaus als richtiger Schritt und Erfolg angesehen werden.

Bei der Lichttherapie mit mindestens 2000 Lux macht man sich den Zusammenhang von Licht und Stimmung zunutze. Manche Patienten bekommen wegen der kurzen und lichtarmen Tage in den Wintermonaten eine Depression. Licht hemmt den Umbau von Serotonin zu Melatonin. Durch Lichttherapie wird bewirkt, dass die Serotoninkonzentration nicht abnimmt.

Ein weiterer Ansatz, bei dem in einer Studie über 50% der Depressionspatienten geholfen werden konnte, ist die Wachtherapie. Hier ist der Patient 40 Stunden ohne Schlaf. Auch kurze Schlafphasen können den Behandlungserfolg zunichte machen. Die Wirkungsweise ist nicht ganz gesichert. Entweder wird die Ausschüttung eines noch nicht bekannten Schlafhormons verhindert, das Depressionen fördern kann, es könnte aber auch die bei der Depression üblicherweise gestörte Tagesrhythmik durchbrochen werden. Leider ist das gute Behandlungsergebnis nicht von Dauer.

Was tut die Pflege bei Depression?

Die Pflege der Patienten erfordert vor allem einen bestimmten Umgang, Einfühlungsvermögen und ein Verständnis für das Wesen der Depression. So ist etwa flüchtiges Zusprechen von Trost falsch, da es dem Patienten nur zeigt, dass das Verständnis nicht da ist. Auch motivierende Aufforderungen wie, „reißen Sie sich doch mal zusammen" oder „sie müssen einfach positiv denken" belegen das Unverständnis, denn gerade damit haben die depressiven Menschen Schwierigkeiten. Es wäre so, als forderte man einen Gelähmten auf, einfach zu gehen.

Während der Anfangsphase einer medikamentösen Behandlung muss der Patient häufig kontrolliert und streng beobachtet werden, denn während sich die Stimmungsaufhellung durch Antidepressiva erst nach etwa 3-wöchiger Behandlung einstellt, leidet der Patient u. U. bereits unter den Nebenwirkungen und erfährt gleichzeitig bereits eine Antriebssteigerung. Dies kann dann der entscheidende Anstoß sein, das Suizidvorhaben doch noch in die Tat umzusetzen,

Unerfahrene Pflegende geraten nach einer Phase des Mitleids nicht selten an einen Punkt der Frustration, in der Hilflosigkeit und Wut gegenüber dem Patienten entstehen können, da alles gute Zureden nichts hilft. Wichtig ist es, sich diese Muster bewusst zu machen, um die Gefühle nicht unbewusst am Patienten auszulassen. Eine sinnvolle Hilfe, die den Umgang mit dem Patienten erleichtert, erhalten Pflegende bei Supervisionen.

Behutsam kann mit aktivierenden Maßnahmen begonnen werden, wobei dem Patienten stets genügend Rückzugsmöglichkeiten bleiben sollten. Kreislauftraining und Atemübungen haben einen belebenden und antidepressiven Effekt. Bei Arbeiten und Therapien in der Gruppe können Patienten dann erfahren, dass sie mehr können, als sie von sich gedacht hatten. Allerdings ist hier viel Geduld erforderlich. Der oft gestörte Tag- und Nacht-Rhythmus kann von einer guten Strukturierung des Tagesablaufs profitieren.

Die Antriebsstörung und auch die Lebensmüdigkeit können zur Vernachlässigung der Körperpflege und der Essgewohnheiten führen. Eine führende und aktivierende Begleitung alltäglicher Verrichtungen ist dann wichtig, ohne dass dem Patienten alles abgenommen werden soll. Auch Sondenernährung kann in der akuten Phase erforderlich werden.

Die Nebenwirkungen der Psychopharmaka können sehr belastend sein. Umso wichtiger ist es, dass der Patient die Wirkungen und Nebenwirkungen gut versteht und die Notwendigkeit der regelmäßigen Einnahme einsieht. Das Vertrauen zu den Pflegenden und zu den Ärzten muss so sein, dass sich der Patient auch von zu Hause aus stets traut, Hilfe zu holen und nicht eigenmächtig die Dosierungen herauf- oder herabsetzt.

Merke. Die Aufforderung, sich zusammenzureißen kann bei einer Depression nicht helfen, weil gerade das Unvermögen dazu ein wesentlicher Teil der Krankheit ist. Es wäre so, als fordere man einen Blinden auf, endlich zu sehen.

Fall: Beate Frieses Zustand hat sich zwar nach 8 Wochen erheblich gebessert und sie kann die Klinik verlassen, doch wird ihr dringend zu einer ambulanten Weiterbetreuung geraten. Diese Nachsorge muss gleichzeitig als Vorsorge gegenüber einer neuerlichen Erkrankung angesehen werden. Dazu gehört auch, dass bereits in der Klinik eine Tagesstruktur aufgebaut wurde, die sie jetzt auf die häusliche Umgebung übertragen kann.

Herr Friese wünschte sich nichts mehr, als dass seine Frau wieder ganz die alte würde und war zwischenzeitlich selbst sehr verzweifelt. Er hatte erkennen müssen, dass durch seine Unterstützung, indem er ihr z. B. viele Arbeiten abgenommen hatte, sie eher noch tiefer in die Depression verfiel. Die Psychologen rieten ihm in eine sog. Angehörigengruppe zu gehen.

19

Wenn dem Körper keine oder zu wenig Nährstoffe zugeführt werden...

Magersucht

Was war passiert?

Die 23-jährige Marina Mielke hatte schon mit 14 ihre erste Diät begonnen. Sie konnte sich noch genau an die Klassenkameradin erinnern, die ihr bei einem kleinen Streit an den Kopf warf: „Du mit deinem dicken Arsch...". Was danach kam, wusste sie nicht mehr. Aber es war Anlass genug, eine Diät zu machen. Der Erfolg blieb nicht lange aus. Wie auch die Aufgaben in der Schule, ging sie diese energisch und zielstrebig an. Ihr zuvor ganz normales Gewicht reduzierte sie innerhalb kurzer Zeit um einige Kilos.

Ihre Eltern betrachteten die Gewichtsabnahme skeptisch. Marina aber hatte Gefallen daran gefunden. Es gab ihr ein starkes Gefühl, ihren Körper so sehr im Griff zu haben und ihn zu zwingen, sich ihren Vorstellungen zu beugen. Als sie zunehmend das Essen verweigerte und nach dem morgendlichen Brötchen praktisch den ganzen Tag nichts mehr aß, fühlten sich ihre Eltern mehr und mehr provoziert. Sie konnte sich heute nicht mehr erinnern, ob sie bewusst oder unbewusst vorgegangen war, jedenfalls hatte sie weitergemacht und die Kontrolle über ihren Körper genossen. Jeden Tag fand sie neue Stellen die immer noch zu dick waren.

Ihr Abitur schaffte Marina als Drittbeste des gesamten Jahrgangs. Ihr Vater, Staatsanwalt am örtlichen Landgericht, ging davon aus, dass seine Tochter, ebenso wie sein älterer Sohn, Jura studieren würde. Ehrgeizig wie sie war, nahm sie die Herausforderung an und stürzte sich in das Studium. In der Freizeit trieb sie sehr viel Sport. Sie joggte mehrmals in der Woche und ging fast täglich zusätzlich ins Fitness-Center. Marina spielte gar mit dem Gedanken, für einen Marathonlauf zu trainieren, doch stieß sie dabei bald an ihre Grenzen. Sie schaffte es einfach nicht, auch nur die halbe Strecke in einer für sie akzeptablen Zeit zu laufen. Das war der Grund, warum sie jetzt einen Arzt aufsuchte.

Situationseinschätzung

Wie schätzen Sie die Situation spontan ein? Was ist Ihnen besonders aufgefallen?

Welche pflegerelevanten Fragen stellen Sie sich?

Wie erklären Sie sich, dass es zu diesem Krankheitsbild kommen konnte?

Welche Symptome und Pflegephänomene waren bei diesem Patienten zu beobachten?

Was denken Sie, wie diesem Patienten medizinisch und pflegerisch geholfen werden kann?

Was sagte der Arzt?

 Die Diagnose stand für den erfahrenen Allgemeinmediziner schon beim ersten Händedruck und einem Blick in das Gesicht der jungen Frau fest. Ihrem Körpergewicht nach hätte sie im Endstadium einer schweren Krebserkrankung sein können. Sonst gab es nur die Erklärung: Magersucht. Sie war sorgfältig geschminkt und trug modische figurbetonte Kleidung, was ihr Untergewicht unterstrich. Manche Patientinnen verstecken ihre Magersucht auch unter weiterer Kleidung, weil sie sich sonst zu oft rechtfertigen mussten. Aber Marina Mielke gehörte nicht dazu. Ihr Haar war dünn, Hände, Arme und Beine nur Haut und Knochen. Auf Nachfragen gab sie an, dass sie häufig unter Verstopfung leide. Ihre Regel habe sie schon seit 8 Jahren nicht mehr, gab sie zu. Sie wollte aber über all diese Dinge nicht reden, sondern lediglich wissen, wie sie ihre Leistungsfähigkeit steigern konnte.

Der Arzt bat sie, sich auf eine Waage zu stellen. Marina erklärte ihm, dass es ihr sehr schwer falle, unter 40 kg zu bleiben und tatsächlich wog sie nur 39,1 kg, was bei ihrer Körpergröße einem BMI von 15 entsprach. Ihre Krankheitseinsicht war sehr gering, obwohl durchaus eine vitale Bedrohung vorlag. Aus den Äußerungen wurde bald die ausgeprägte Störung des Körperschemas deutlich. In einem extremen Maße hatte sie ein anderes Bild von sich selbst, als das, was alle anderen Menschen sahen.

Der Arzt musste versuchen sie davon zu überzeugen, dass sie in Lebensgefahr war und eine Krankenhauseinweisung aus seiner Sicht unumgänglich war. Tricks, Vorwürfe oder Druck zeigen bei ihr sicher keinerlei Wirkung. So blieb ihm nur die Möglichkeit, sie respektvoll und überzeugt über das Offensichtliche aufzuklären. Sie schien ihm dann doch zu trauen und willigte ein. Ein Erfolg, der ihm bei magersüchtigen Patientinnen nicht immer beschieden war. Marinas größte Angst war aber, dass sie in der Klinik zu viel essen solle.

Wie konnte es dazu kommen?

Anatomie und physiologische Grundlagen

 Wenn dem Körper keine oder zu wenig Nährstoffe zugeführt werden, schaltet er auf den sog. Hungerstoffwechsel um und greift dabei auf die körpereigenen Reserven zurück. Die Regelung des Körpergewichtes und der Fettdepots erfolgt im Hypothalamus. Er erhält in Form der Plasmakonzentration des von den Fettzellen produzierten Hormons Leptin eine Rückmeldung über die Größe des Fettdepots. Über seine Verbindungen mit dem limbischen System, mit Hirnstamm und Großhirnrinde vermag der Hypothalamus dann an einer verminderten Nahrungsaufnahme und einem vermehrten Energieverbrauch mitzuwirken, wenn der Leptin-Spiegel hoch ist und besagt, dass viel Fett gespeichert ist, und umgekehrt bei niedrigem Leptin-Spiegel.

Die Kohlenhydratreserven erschöpfen sich dabei bereits nach etwa einem Tag. Danach kommt es nicht nur zur Verbrennung von Fett, wie sich das viele Übergewichtige wünschen, sondern der Körper greift auch massiv auf seine Eiweißreserven zurück, wozu der Abbau von Muskulatur notwendig ist. Da es sich bei der Muskulatur um eine sehr stoffwechselaktive Masse handelt, reduziert sich bei Hunger, ob freiwillig oder unfreiwillig, auch der Grundumsatz. Bereits bei kurzfristigem Fasten kann es zu Problemen kommen. Die allgemeine Leistungsfähigkeit ist bald gemindert. Erschöpfung, Kopfschmerzen, Schlafstörungen, Schwindelgefühl und Schweißausbrüche sind die Folgen. Der Körper spart Energie, wo immer er kann, um wenigstens die überlebenswichtigen Grundfunktionen aufrecht zu erhalten. Es kommt zu einer erhöhten Cortisolausschüttung und einer verminderten Gonadotropinbildung, so dass bei der Frau die Regel ausbleibt, beim Mann Libido und Potenz schwinden. Ferner stellen sich Hypothermie, Bradykardie, Hypotonie, erhöhte Infektneigung, Gichtanfälle, trophische Hautstörungen, Haarausfall, Blutbildveränderungen, Hungerödeme, Elektrolytstörungen und vieles mehr ein.

Krankheitsentstehung

Bei Magersucht ist der beschriebene Regelkreis gestört. Oder anders gesagt: Der Wille der meist weiblichen Patienten nicht zu essen, ist größer und stärker, als die Alarmsignale des Hungers, die der Körper aussendet. Die Betroffenen sind nicht selten stolz darauf, dass sie ihren eigenen Körper beherrschen und die Hungergefühle bezwingen. Oft wünschen sie sich ohne alle körperlichen Bedürfnisse zu sein, die sie als störend und belastend empfinden. Andere Menschen, die das nicht vermögen, werden dafür gering geschätzt.

Die Erkrankung beginnt meist in der Pubertät mit einer Fastenkur von i. d. R. normal- oder nur gering übergewichtigen Mädchen (Männer sind nur zu einem geringen Prozentsatz betroffen, in den letzten Jahren nimmt dieser jedoch zu). Aber auch nachdem sie das ursprünglich angestrebte Wunschgewicht erreicht haben, wird weiter gefastet. Da die Körperwahrnehmung gestört ist, fühlen sich die Erkrankten weiterhin zu dick *(Abb. 19.1)*. Das Gefühl, den Körper besiegt zu haben, ist dabei ausschlaggebend. Es ist eine innere Befriedigung, die die Mädchen immer wieder erleben wollen. Dadurch entsteht ein Suchtverhalten. Eine Krankheitseinsicht ist dabei, wie bei einer anderen Sucht auch, zwar intellektuell gegeben, aber das Verhalten wird trotzdem nicht verändert. Es kann sein, dass es von Zeit zu Zeit an soziale Erfordernisse angepasst wird. Wenn es etwa unvermeidlich ist, z. B. in Gesellschaften mehr zu essen, kann es kurze Zeit später auf der Toilette wieder erbrochen werden. Bei der Bulimie, einer verwandten Krankheit, wechseln sich Essattacken mit Erbrechen und Hungerattacken ab.

Als Risikofaktoren für die Entstehung einer solchen Essstörung gelten:
– gestörte, verhärtete familiäre Beziehungen,
– enge, stark verwobene Familienverhältnisse,
– Störungen des Selbstwertgefühls,
– Probleme mit der Rollenidentifikation,
– Schwierigkeiten bei der Artikulation von Gefühlen.
Die weiblichen Körperformen, die sich in der Pubertät zu entwickeln beginnen, werden als bedrohlich empfunden und abgelehnt. Oft steht eine zu starke, domi-

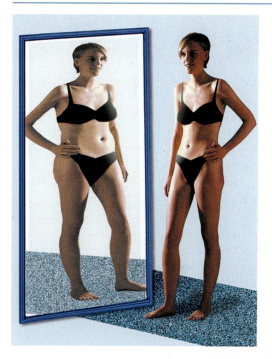

Abb. 19.1 Gestörte Körperwahrnehmung. Da die Körperwahrnehmung gestört ist, fühlen sich die Erkrankten weiterhin zu dick.

nante Mutter dahinter, deren Rollenvorbild abgelehnt wird. Gleichzeitig ringen die Betroffenen um Autonomie, die sie in der Willensstärke finden, die eine Nahrungsaufnahme ablehnt. Das Verhalten wird von einer sehr restriktiven Diät bestimmt, von Laxantienabusus (Abführmittelmißbrauch) und nicht selten von sehr ausgiebigem Sport zur Erhöhung des Energieverbrauchs. Diätfehler sind mit heftigen Schuldgefühlen verbunden und es werden danach Laxative, Appetithemmer und sogar Diuretika eingenommen.

Die Betroffenen wirken oft unsicher und zwanghaft, sind evtl. überangepasst und meiden emotionale Beziehungen. Sie beschäftigen sich viel mit ihrer evtl. Gewichtszunahme, die wohlgemeinte Bemerkung einer Arbeitskollegin „Du siehst gut aus heute, hast Du ein wenig zugenommen?" kann die Erkrankte z. B. in eine weitere Krise stürzen und zu tagelanger Nahrungsabstinenz führen. Der Körper mit seinem Bedürfnis nach

Nahrung, Nähe und Sexualität wird zum Feind. Gelegentlich wird die Magersucht auch als Mittel eingesetzt, vom sozialen Umfeld Reaktionen der Fürsorge oder Anteilnahme zu erpressen.

Im Verlauf der Krankheit stellt sich oft noch eine Depression ein mit großer Gefahr eines Suizids. Schwierig im Umgang ist außerdem, dass die Betroffenen sehr geschickt ihr Umfeld täuschen bzw. Menschen gegeneinander ausspielen. Dies wird dem Pflegepersonal besonders in einer psychotherapeutischen Klinik deutlich. Hier wird von den Betroffenen durch Lügen oder Austricksen versucht, Essen zu verweigern.

Welche weitere Diagnostik wurde durchgeführt?

Die Diagnose Anorexia nervosa wird klinisch und anamnestisch gestellt. Eine Anorexie bei Erwachsenen besteht bei einem BMI < 17,5. Das mag zunächst wie eine seltsame Grenzziehung erscheinen, da doch das Verhalten als krankhaft zu gelten hat und das geringe Gewicht die Folge dieses Verhaltens ist. Allerdings hat eine Grenzziehung auch Bedeutung für die Therapie, denn ab einem gewissen Kachexiegrad sind etwa psychotherapeutische Maßnahmen aufgrund der eingeschränkten Hirnleistung nicht möglich. Für Zwischenstadien gibt es den diagnostischen Begriff der atypischen Anorexia nervosa.

Labordiagnostisch können u. a. Kreatinin, Harnstoff, Transaminasen, Gesamt-Bilirubin und Amylase erhöht sein. Der Nüchternblutzucker und auch oft der Blutdruck sind erniedrigt. Der Puls ist schon bei geringsten Anstrengungen erhöht.

Fall: Die Psychotherapeutin, die sich mit Marina Mielke befasste, hatte nach und nach in zahlreichen Gesprächen einige interessante Details zu ihrer Vergangenheit erfahren. Zunächst sagte sie immer nur, dass in der Familie alles normal gewesen sei. Sie war das zweite Kind ihrer Eltern. Die Mutter ging bereits bald

nach der Geburt ihres Bruders arbeiten und ihre Eltern hatten für ihn liebevolle Tageseltern gefunden, bei denen der kleine Junge bestens aufgehoben war. Als Marina dann geboren wurde, funktionierte diese Lösung nicht mehr. Marina hatte sich stets weniger geliebt empfunden gegenüber dem Bruder, dem Wunschsohn, wie ihre Eltern ihn immer nannten. Ihr Vater habe sie aber trotzdem als Kind wohl sehr gemocht. Das hätte sich erst mit der Pubertät geändert als alles irgendwie komplizierter wurde. Die erfolgreichen Kontrollbemühungen ihrem eigenen Körper gegenüber hatten die Eltern offenbar weniger als Alarmsignal sondern als Provokation empfunden und sich nicht um sie gesorgt, sondern Machtspiele mit ihr gespielt. Für sie war ihre Magersucht nicht mehr als ein Spleen, so als sei sie trotzig und ungehorsam oder als habe sie einfach ihre Hausaufgaben nicht gemacht. Sie habe zwar dem Wunsch ihres Vaters nach dem Jurastudium entsprochen, doch was sie selbst wollte, konnte sie nicht sagen.

Wie kann geholfen werden?

Ziele der Therapie sind Gewichtszunahme und Krankheitseinsicht, um mit einer dann gezielten Psychotherapie die Ursache der Magersucht zu behandeln (Abb. 19.2). Die Patientinnen sind i. d. R. zu Beginn der Behandlung nicht wirklich bereit für eine Therapie. Die Einleitung der Behandlung im Krankenhaus hat neben der internistischen Notwendigkeit auch den Sinn, die Kranken aus ihrer Umgebung herauszulösen. Anfänglich ist häufig eine künstliche Ernährung über Magensonde erforderlich, um die Ernährungsdefizite und die lebensbedrohliche Auszehrung zu beheben. Gleichzeitig wird eine stützende Psychotherapie begonnen.

Eine Anhebung des Körpergewichtes muss in Übereinkunft mit der Patientin erfolgen. Der Gewichtsaufbau ist sehr behutsam, da eine Gewichtszunahme für die Patientin eine starke psychische und physische Belastung darstellen kann. Zur besseren Verträglichkeit des Kostaufbaus werden evtl. Pankreasenzyme gegeben.

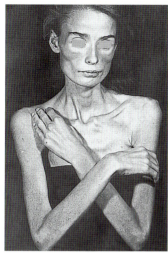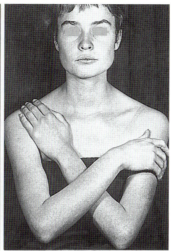

Abb. 19.2 Magersucht. Eine 17-jährige Patientin. a vor der Therapie, b nach der Therapie.

Ohne Behandlung beträgt die Mortalität 15 % und unter 35 kg steigt sie auf das 15 fache an. Jedoch sind insgesamt alle körperlichen Veränderungen bei Normalisierung des Ernährungszustandes rückläufig. Die Suizidrate ist hoch.

Was tut die Pflege bei Magersucht?

 Wenn der Therapieerfolg in Bezug auf die Gewichtszunahme sehr gut ist, muss das nicht unbedingt ein gutes Zeichen im Hinblick auf die Heilung der Krankheit sein. Es kann bedeuten, dass die Patientin sich nicht mit der Krankheit auseinandersetzen will und plant, nach der Entlassung aus der Klinik bald wieder in Ruhe ihrer Sucht nachkommen zu können. Hingegen kann eine offene Verweigerung der Sondennahrung als Zeichen für eine starke Autonomie prognostisch günstig sein.

Häufig werden die mit der Patientin getroffenen Therapievereinbarungen nicht eingehalten. Dabei können die Frauen auch sehr geschickt vorgehen: heimlich erbrechen, Nahrung verschwinden lassen und statt die vereinbarten Ruhezeiten einzuhalten, aktiv sein, um dadurch den Energieverbrauch zu steigern.

Das Wiegen spielt eine große Rolle, um den Verlauf verifizieren zu können. Vor Behandlungsbeginn wird üblicherweise vereinbart, entweder zu einem festgelegten Zeitpunkt zu wiegen oder eben gerade ohne jede Vorankündigung. Auch hierbei kann die Patientin sich beim Schummeln als sehr kreativ erweisen und z. B. vor dem Wiegen größere Mengen Wasser trinken oder Bleiketten in den Bademantel einnähen, um ein höheres Gewicht vorzutäuschen. Auch das Anfeuchten von Kleidung bringt vielleicht ein Pfund.

Oft betrachten die Patientinnen das gesamte Team aus Pflegenden und Medizinern als feindlich und wollen es in ihren Autonomiekonflikt mit einbeziehen. Verlässlichkeit und Vertrauen sind äußerst wichtige Punkte bei der Pflege magersüchtiger Patienten. Keinesfalls sollte versucht werden, die Patientin in irgendeiner Form zu täuschen, um ihr etwa Kalorien unterzuschieben.

Der Aufbau einer Beziehung zu Patientinnen mit Magersucht ist oft sehr schwer. Sie kapseln sich von der Umwelt ab, was subjektiv als Zeichen einer Selbstständigkeit verstanden wird. Ein intensiver Kontakt oder emotionaler Austausch ist jedoch kaum möglich. Das Krankhafte ihres Zustandes wird lange verleugnet, da sie sich ja als normal oder sogar noch zu dick empfinden.

Geduld und Verständnis für die Situation der Patientin bei gleichzeitig klaren Regeln spielen eine große Rolle in der Pflege. Gegen Manipulationsversuche sollte man sich jedoch stets offen und bestimmt aber freundlich und respektvoll abgrenzen. Die Patientinnen unterteilen für sich ihre Lebensmittel in verbotene und erlaubte. Verboten ist demnach alles Süße und Fettige, erlaubt sind z. B. Salatblätter, Gurke, Mineralwasser. Der Patientin sollte bei der Festlegung des Speisenplans so weit wie möglich entgegengekommen und evtl. Vorlieben, die diätetisch sinnvoll sind, aufgegriffen werden.

In manchen Krankenhäusern werden zunächst schriftliche Vereinbarungen abgeschlossen, in denen der Zeitraum (z. B. 3 Monate), der Umfang der Gewichtszunahme und die Ernährungsweise festgelegt sind. Dies kann in Form eines Stufenschemas geschehen:
- in einer ersten Stufe wird die Zufuhr von Nahrung vollständig kontrolliert (Fremdkontrolle),
- in der zweiten Stufe werden die Patienten in den Ablauf einbezogen z. B. durch gemeinsames kontrolliertes Einkaufen, Kochen und Essen (Selbst- und Fremdkontrolle),
- in der dritten Stufe soll die Patientin dann alle mit der Ernährung zusammenhängenden Vorgänge wie erlernt eigenverantwortlich ausführen.

Sinnvoller sind im Allgemeinen viele kleine tägliche Mahlzeiten (6–8), weil dadurch die Portionen klein bleiben können. Große Portionen machen anorektischen Patientinnen Angst, zumal sich das Fassungsvermögen ihres Magens so weit verkleinert hat, dass eine normale Portion unmöglich aufgenommen werden kann. Es kann sogar zu Bauchschmerzen, Krämpfen und Übelkeit kommen, wenn sich die Portionsgrößen sprunghaft erhöhen.

Merke. Ein scheinbar sehr guter Therapieerfolg muss kein gutes Zeichen sein, sondern kann auch dafür stehen, dass die Patientin alles tut, um wieder alleine ihrer Sucht nachgehen zu können.

Fall: Marina Mielke blieb sechs Wochen auf der Station und erreichte schließlich ein Entlassungsgewicht von 42 kg. Das Schlimmste war verhindert worden, doch für alle Pflegenden und Ärzte sah sie eigentlich noch genau so mager aus wie bei der Aufnahme. Internistisch konnte nichts mehr für sie getan werden, aber wie es schien, hatte sie Vertrauen zu der Psychotherapeutin gefasst und war gewillt, auf ambulanter Ebene die begonnene Therapie fortzusetzen. Es gab noch Vieles zu bereden. Ihre Prognose war ungewiss. Viele Patientinnen haben noch jahrelang oder gar lebenslang Essstörungen. Andere wechseln die Sucht und werden z. B. alkohol- oder medikamentenabhängig. Mit psychotherapeutischer Behandlung können bei 40–90 % der Erkrankten Besserungen erzielt werden.

20

Wenn Wahnvorstellungen und Sinnestäuschungen das Denken verändern...

Schizophrenie

Was war passiert?

Als es vor etwa einem Jahr zum ersten Mal passierte, war die 24-jährige Anna Grün so irritiert, dass sie sich an ihrem PC-Arbeitsplatz umsah, ob sie jemand angesprochen hatte. Sie hatte sogar das Fenster geöffnet und rausgeschaut. Ihre drei Kolleginnen, die wie sie als Sekretä-rin in dieser großen Anwaltskanzlei arbeiteten schauten sie fragend an. Alle waren zuvor in ihre Arbeit vertieft gewesen, niemand hatte etwas zu ihr gesagt. Trotzdem hatte sie es doch genau gehört: „Du hast diesen Job überhaupt nicht verdient!" Vielleicht war es doch auf der Straße gewesen? Aber es hatte so deutlich und nah geklungen und außerdem hatte sie ge-wusst, dass sie gemeint war! Ihre Kolleginnen waren zwar keine engen Freundinnen, aber sie kamen eigentlich gut miteinander aus. Man half sich hier und da, und sie konnte sich nicht vorstellen, dass eine von ihnen so etwas zu ihr sagen sollte.

Doch bei diesem Zwischenfall blieb es nicht. Die Stimme sprach immer öfters zu ihr. Sie hatte Angst, verrückt zu werden. Zweifellos war die Stimme in ihrem Kopf; vielleicht war es auch Gott, der zu ihr sprach. Aber dieser Gedanke erschreckte sie nur noch mehr, zumal sie keinen guten Stand bei ihm zu haben schien. Die Stimme redete ihr ein, nichts wert und schlecht zu sein und dass sie die guten Dinge in ihrem Leben überhaupt nicht verdient hätte. Wenn sie die Stimme hörte, war sie auch sehr von der Arbeit abgelenkt, machte Fehler, vergaß etwa Termine einzutragen und konnte sich nicht mehr richtig konzentrieren. Jedes Mal drohte sie in Panik auszubrechen, am liebsten wäre sie weggelaufen.

Den Gesprächen mit den Kolleginnen in den Pausen konnte sie nicht mehr richtig folgen und zog sich, wenn man sie fragte, im Gespräch meist auf Allgemeinplätze zurück, was die an-deren manchmal irritierte. Vor kurzem hatte sie es zum ersten Mal gewagt, der Stimme zu antworten und es kam zu einer heftigen Diskussion. Sie fuhr alleine im Auto und war froh, dass niemand sie beobachten konnte.

In den vergangenen Tagen war die Stimme häufiger in ihrem Ohr und sie hatte deswegen schreckliche Angst. Sie wurde sie einfach nicht los. Manchmal, wenn sie ganz fest die Augen schloss und sich sehr auf einen völlig anderen Gedanken konzentrierte, konnte sie die Stimme verdrängen. Aber das klappte nicht immer, und auch nicht jede Situation war für eine solche Übung geeignet. Wenn sie vorsichtig versuchte, das Thema mit ihrem Partner zu besprechen und ihm erzählte, sie habe so viele Dinge im Kopf, dass sie sich kaum noch konzentrieren könne und überlastet fühle, meinte er nur, sie solle früher schlafen gehen und sich nicht so anstellen. Das war wirklich keine große Hilfe, und sie fühlte sich immer schlechter, war unruhig und bekam Schweißausbrüche.

Situationseinschätzung

Wie schätzen Sie die Situation spontan ein? Was ist Ihnen besonders aufgefallen?

_____

_____

_____

_____

_____

Welche pflegerelevanten Fragen stellen Sie sich?

_____

_____

_____

_____

Wie erklären Sie sich, dass es zu diesem Krankheitsbild kommen konnte?

_____

_____

_____

_____

Welche Symptome und Pflegephänomene waren bei diesem Patienten zu beobachten?

_____

_____

_____

_____

Was denken Sie, wie diesem Patienten medizinisch und pflegerisch geholfen werden kann?

_____

_____

_____

_____

Was sagte der Arzt?

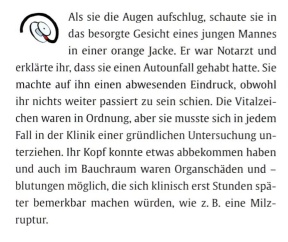

Als sie die Augen aufschlug, schaute sie in das besorgte Gesicht eines jungen Mannes in einer orange Jacke. Er war Notarzt und erklärte ihr, dass sie einen Autounfall gehabt hatte. Sie machte auf ihn einen abwesenden Eindruck, obwohl ihr nichts weiter passiert zu sein schien. Die Vitalzeichen waren in Ordnung, aber sie musste sich in jedem Fall in der Klinik einer gründlichen Untersuchung unterziehen. Ihr Kopf konnte etwas abbekommen haben und auch im Bauchraum waren Organschäden und – blutungen möglich, die sich klinisch erst Stunden später bemerkbar machen würden, wie z. B. eine Milzruptur.

In der Klinik schickte man sie gleich zum CT des Schädels und führte eine Sonografie des Bauchraumes durch. Glücklicherweise waren alle Befunde negativ. Der Dienst habende Arzt in der Ambulanz war dennoch nicht zufrieden. Vielleicht war es noch der Schreck, der Anna Grün in den Gliedern steckte. Sie schien wenig orientiert und abwesend zu sein. Er rief den Neurologen hinzu, um sie gründlich untersuchen zu lassen.

Dieser versuchte, bei der Untersuchung, mit ihr ins Gespräch zu kommen. Sie taute ein wenig auf und die teilweise befremdlich anmutenden neurologischen Tests lockerten die Stimmung etwas. Schließlich fragte er sie ganz direkt, ob sie schon einmal Stimmen gehört hätte, die offenbar nur in ihrem Kopf existierten. Anna Grün war erstaunt und erzählte ihm von ihren Erlebnissen und Ängsten.

Wie konnte es dazu kommen?

Krankheitsentstehung

Das Wesen der Schizophrenie ist schwer zu vermitteln. Das schizophrene Erleben ist so ungewöhnlich, dass es sich dem Gesunden nur schwer vermitteln lässt. Nicht ganz unschuldig daran ist sicherlich der Umstand, dass der Begriff Schizophrenie in unserer Umgangssprache gerne für alles widersinnige, paradoxe ja sogar für Inkonsequenz verwendet wird. Auch die Übersetzung mit Persönlichkeitsspaltung ist irreführend. Die Annahme, dass ein an Schizophrenie Erkrankter mehrere Persönlichkeiten in sich tragen würde, ist falsch.

Merke. Der inzwischen umgangssprachlich häufig verwendete Begriff schizophren im Sinne von widersinnig, paradox oder inkonsequent hat nichts mit dem Krankheitsbild der Schizophrenie zu tun.

Im Zentrum der Erkrankung stehen typische Veränderungen des Denkens, der Wahrnehmung und der Affekte. Der Bezug des Kranken zur Wirklichkeit ist gestört, wovon die intellektuellen Fähigkeiten jedoch unberührt bleiben. Allerdings können sich im Laufe der Zeit kognitive Defizite entwickeln.

Das Gefühl von Individualität und Einzigartigkeit sowie die Vorstellung der Entscheidungsfreiheit sind auch Leistungen des Gehirns und der Psyche. Diese Dinge scheinen selbstverständlich zu sein, doch sind auch sie nur Gehirnfunktionen wie etwa sprechen, rechnen oder erinnern. Geläufiger ist uns, dass diese Fähigkeiten z. B. nach einem Schlaganfall, gestört sein können.

Die Ursachen der Veränderung sind unklar. Eine erbliche Beteiligung ist wahrscheinlich. Es gibt eine Reihe schwacher hirnorganischer Befunde, die für die Erkrankung verantwortlich sein können. Im Rahmen der erblichen Komponente scheint eine gestörte Auswanderung bestimmter Neurone in den präfrontalen Kortex während der Hirnentwicklung eine Rolle zu spielen. Am nächsten kommt man der Wahrheit wohl, wenn man die Erkrankungen des schizophrenen Formenkreises als Stoffwechselstörungen des Gehirns betrachtet. Die Krankheitsverläufe innerhalb des schizophrenen Formenkreises sind außerordentlich variabel.

Schizophrenien kommen in der ganzen Welt und in allen Kulturen etwa gleich häufig vor. Sie stehen mit einem Ungleichgewicht von Neurotransmittern im Gehirn in Zusammenhang. Dabei bleibt aber ungewiss, ob dies Ursache oder Folge der schizophrenen Symptomatiken ist. Allerdings ist etwa der nachgewiesene Dopaminüberschuss für die Reizüberflutung des Gehirns verantwortlich, was die Denkstörungen erklären könnte. Parkinsonpatienten, deren Dopaminsubstitution etwas zu hoch ist, können ganz ähnliche Wahnsymptome und Halluzinationen entwickeln. Folgerichtig helfen Medikamente, die bei Dopamin-

überschuss eingesetzt werden, oft dabei, das Denken wieder zu normalisieren.

Merke. Gibt man bei bestimmten Schizophreniesymptomen ein Medikament, das Dopamin im Gehirn vermindert, können als Nebenwirkung Symptome wie bei der Parkinson-Krankheit entstehen. Gibt man bei der Parkinson-Krankheit Medikamente, die die Dopaminkonzentration im Gehirn erhöhen, kann es zu Nebenwirkungen kommen, die an die Halluzinationen bei der Schizophrenie erinnern.

Nach dem Vulnerabilitätskonzept der Schizophrenie wird nicht einfach die Krankheit oder deren Anlage vererbt, sondern die Anfälligkeit (Vulnerabilität) dafür, auf Belastungen mit einer Schizophrenie zu reagieren. Kommt es im Laufe des Lebens zu Verletzungen durch besondere psychische oder körperliche Belastungen, verändert sich der Hirnstoffwechsel. Je größer die Anfälligkeit eines Menschen ist, desto geringere zusätzliche Belastungen können dann zum Ausbruch der Erkrankung führen. Bisher ließ sich nicht nachweisen, dass es soziale und psychologische Krankheitsursachen gibt, allerdings steht fest, dass sich soziale und psychologische Faktoren deutlich positiv oder auch negativ auf den Krankheitsverlauf auswirken. Auch die Einnahme von Alkohol und anderen Drogen kann bei entsprechender Disposition eine schizophrene Psychose auslösen.

Symptome

Die Schizophrenie lässt sich nach ihren vorherrschenden Symptomen einteilen. Dies ist aber nicht wie bei vielen anderen Erkrankungen so zu verstehen, dass der Patient diese oder jene Krankheitsunterform hat, wie es etwa verschiedene Formen von Allergien oder Herzrhythmusstörungen gibt. Die Symptomeinordnung kann in der nächsten Krankheitsphase wieder eine andere sein und die Übergänge sind fließend. Es hat sich überdies als zweckmäßig erwiesen, die zahlreichen Symptome der Schizophrenie in sog. Plus- und Minussymptome zu unterteilen. Plussymptome, wie Wahn, Halluzinationen oder auch Störungen des Ich-Erlebens, fügen dem Normalen eher etwas hinzu, bei den Minussymptomen, wie Störungen von Affekt,

Antrieb oder kognitiven Denkleistungen sowie z. B. Freudlosigkeit oder fehlende Spontaneität, fehlt eher etwas.

Es werden verschiedene Formen der Schizophrenie unterschieden:

- **hebephrene Form:** Affektstörungen (flacher Affekt, Enthemmung, läppisch-alberne Gestimmtheit) dominieren. Oft entwickelt sich auch schnell eine Minussymptomatik,
- **katatone Form:** Störungen von Antrieb und Psychomotorik stehen im Vordergrund,
- **paranoid-halluzinatorische Form:** Hauptsymptome sind Halluzinationen und Wahnvorstellungen (bekannteste, mit den meisten Klischees verbundene Form),
- **Schizophrenia simplex:** Denkstörungen, Antriebslosigkeit und Verkümmerung des Realitätsbezuges sind zu beobachten (kaum sog. Plussymptome).

Merke. Bei der sog. Plussymptomatik fügt der Patient gegenüber dem Normalen etwas hinzu, z. B. Wahnvorstellungen oder Halluzinationen, bei der Minussymptomatik fehlt ihm eher etwas gegenüber dem Normalen, wie etwa bei schwachen Affekten oder mangelndem Antrieb.

Da es anatomisch wenig zu beschreiben gibt, seien hier zur Vertiefung des Verständnisses nachfolgend einige der typischen Symptome bei Schizophrenie ein wenig näher beleuchtet (Abb. 20.1).

Psychomotorische Störungen. Der Patient kann bei voll erhaltenem Bewusstsein regungslos verharren (Puls und Blutdruck sind dabei deutlich erhöht) oder eine starke motorische Unruhe zeigen, die mit heftigen Erregungszuständen verbunden ist. Auch automatenhafte oder stereotype Bewegungsabläufe kommen vor (Abb. 20.2).

Viele der beschriebenen Symptome sind beängstigend und können für den Patienten und auch seine Umgebung unter Umständen gefährlich werden. Aber es gibt, wenn auch eher selten, Symptome, die für den Patienten angenehm sind, wie z. B. freundliche Stimmen, die gehört werden. Natürlich ist der Patient dann

Gefühlsleben	Formale Denkstörung	Ich-Störung	Halluzinationen	Wahn
Das Gefühlsleben des Schizophrenen kann sehr vielfältig sein. Der emotionale Kontakt zu anderen Menschen ist meist reduziert. Der Ausdruck von Gefühlen kann bei diesen affektiven Störungen unangemessen sein, Gefühlsäußerung und mimischer Ausdruck passen nicht zur Situation. Gehobene und fast manische Stimmungslagen können genauso auftreten wie depressive Verstimmungen. Nicht selten werden die veränderten Wahrnehmungen der eigenen Person, die Halluzinationen, die wahnhaften Verkennungen und Wahnvorstellungen angstvoll erlebt.	Die Patienten bemerken selbst oft Sperrungen oder ein Abreißen des Gedankenflusses, ebenso wird oft von einem Gedankendrängen, einer regelrechten Gedankenflut berichtet. Sie spiegeln sich oft in einem veränderten Sprachgebrauch wider. So können die Sätze Schizophrener sehr verworren und sprunghaft und von unlogischen Gedankengängen und Verknüpfungen geprägt sein. Es kann zu Verschmelzungen und Neuschöpfungen von Wörtern bis hin zu absurden Wortkonstruktionen kommen.	Der Erkrankte erlebt sich fremd und unwirklich. Gedanken, Gefühle, Entscheidungen und Handlungen werden nicht mehr als von sich selbst gesteuert empfunden. Stattdessen wird erlebt, dass die eigenen Gedanken von anderen Menschen gelesen, blockiert oder entzogen werden können.	Halluzinationen sind Sinneswahrnehmungen, die für einen realen Sinneseindruck gehalten werden, obwohl der entsprechende Sinnesreiz gar nicht vorhanden ist. Typisch für die Schizophrenie sind die akustischen Halluzinationen, wie etwas das Stimmenhören. Die gehörten Stimmen können das Handeln des Betroffenen kommentieren, sie können sich über ihn unterhalten oder ihm Anweisungen geben, auch zu Mord oder Selbstmord.	Wahn ist eine falsche, nichtkorrigierbare Beurteilung der Realität. Häufig findet sich der Verfolgungswahn bei Schizophrenen oder der Wahn, dass äußere Kräfte das Denken, Fühlen und Handeln beeinflussen. In enger Verbindung mit der sich verändernden Realitätsauffassung steht die oft fehlende Krankheitseinsicht.

Abb. 20.1 Informationsblatt. Einige typische Symptome bei Schizophrenie.

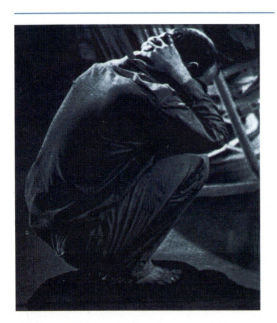

Abb. 20.2 Haltungsstereotypie. Stundenlang kauert ein katatoner Schizophrener in Hockstellung.

immer noch krank, aber er hat keinen oder einen viel geringeren Leidensdruck, was in der Behandlung Berücksichtigung finden sollte.

Welche weitere Diagnostik wurde durchgeführt?

Neben dem psychiatrischen Befund werden zur Organdiagnostik des Gehirns noch ein EEG und eine neurologische Untersuchung durchgeführt, um keine denkbaren Hinweise auf eine organische Genese der Störungen zu übersehen. Darüber hinaus spielt bei der Schizophrenie die Krankenbeobachtung durch die Pflege auch eine große Rolle für die Diagnostik.

Fall: Anna Grün wurde, nachdem die neurologische Untersuchung keine weiteren Befunde erbracht hatte, in eine Klinik mit psychiatrischer Abteilung verlegt. Es genügte eine relativ leichte neuroleptische Medikation, um die Stimme zum Schweigen zu bringen.

In den Gesprächen erfuhr die Psychiaterin, dass Anna Grün starke Schuldgefühle quälten. Sie stammte aus einem sehr gläubigen, katholischen Elternhaus in einer ländlichen Region. Ihre Eltern waren sehr streng gewesen. Für alles und jedes gab es eine religiöse Vorschrift oder ein Gebot. Probleme konnten nicht besprochen werden. Überhaupt wurden viele Dinge nicht artikuliert, sondern verdrängt, Spannungen wurden in Gebeten erstickt. Aber irgendwann war es Anna zu viel geworden. Sie war eine junge Frau und wollte das Leben kennen lernen. In der Schule war sie sehr strebsam und erfolgreich gewesen. Sie hätte gerne Jura studiert, doch weigerten sich ihre Eltern sie zu unterstützen. Sie hätten es lieber gesehen, wenn sie sich in dem Dorf einen jungen Mann gesucht hätte, um Kinder in die Welt zu setzen und sich schließlich um die Eltern zu kümmern. Aber sie wagte den Schritt und suchte sich eine Stelle in der Stadt, fand die Arbeit in der Anwaltskanzlei und zog von ihren Eltern fort. Gleichzeitig lernte Anna für einen Abschluss als Anwaltsgehilfin. Die Eltern waren sehr enttäuscht und machten ihr stumme Vorwürfe. Wenn sie dann zu Besuch kam und auch einmal von der einen oder anderen Schwierigkeit berichtete, hielten die Eltern es meist für Gottes Strafe, dass Anna jetzt ein so selbstsüchtiges Leben führte.

Wie kann geholfen werden?

Die Medikamente spielen in der Therapie und auch in der Pflege eine große Rolle. Mit einer neuroleptischen Behandlung kann der Patient einen inneren Abstand zu seinen meist quälenden Gedanken und Ängsten bekommen. Eine Verständigung wird dann möglich und er kommt wieder in die Wirklichkeit zurück.

Ein großes Problem der Reintegration ist die Minussymptomatik, die auf Medikamente oder psychotherapeutische Methoden kaum anspricht. Durch verschiedene Therapieangebote, die Alltagsfähigkeiten und Beschäftigungen trainieren (z. B. Milieutherapie, Ergotherapie) soll dem Patienten ein möglichst selbstständiges Leben ermöglicht werden. Ergänzt wird das Behandlungskonzept z. B. durch körperliche Aktivierung (Sport), Ergo- und Arbeitstherapie.

Leider haben die Neuroleptika bei einer angemessenen Dosierung die Nebenwirkung, dass sie den Patienten stark dämpfen. Nicht selten empfindet er dies als sehr belastend und nimmt die Medikamente nicht mehr ein. Eine weitere Gefahr besteht darin, dass die Medikamente nach der erfolgreichen Unterdrückung der Symptome vom Patienten abgesetzt werden und die Beschwerden bald wiederkehren.

Was tut die Pflege bei Schizophrenie?

 Der Umgang mit einem Schizophrenen bedarf natürlich einer ganz besonderen Form der Zuneigung und des Respekts und zwar aus dem einfachen Grunde, weil das Pflegemittel Kommunikation ganz anders eingesetzt werden muss. Zuspruch, Aufklärung, Beratung, Trost, Empathie, Vertrauen sind Begriffe, die beim Umgang mit Schizophrenen eine andere Deutung erfahren. Wenn der Patient sich etwa von fremden Einflüssen beherrscht sieht, die ihm Gedanken eingeben, ist das seine Wirklichkeit. Die wirkliche Umgebung im Krankenhaus, die Pflegenden und Ärzte, ja auch die Angehörigen werden angesichts dieser subjektiv empfundenen Bedrohung völlig unwichtig. Einwände, wie: „das kann aber nicht stimmen" oder „finden Sie nicht auch, dass diese Vorstellung ganz unsinnig ist", helfen dem Patienten in keiner Weise. Sie werden ihn im Gegenteil auch noch verärgern. Das bedeutet aber nicht, ihn in seinem Wahn zu unterstützen oder gar mitzumachen. Der schizophrene Patient ist nicht dumm und es würde sein Misstrauen erregen. Mit einem Satz wie: „Sie glauben also, dass die Außerirdischen Ihnen Gedanken einflößen. Wir werden Sie da schützen, so gut wir können" zeigen Sie Verständnis, ohne sich oder ihn lächerlich zu machen. Sie nehmen die Aussagen ernst, bleiben jedoch bei Ihrer Sicht der Wirklichkeit.

Hilfreich ist es stets, sachliche Themen zu behandeln, damit der Patient den Weg aus seiner Wahnwelt heraus in die Wirklichkeit findet, wie z. B. die – körperlichen – Gesundheitsfragen, die Arbeit in der Ergotherapie, sein Auto oder das Fußballspiel vom Vorabend. Von Vorteil sind außerdem Aktivitäten nach festen Regeln, also Sport und Spiele. Aber auch klare und feste Regeln für den Stationsalltag. Hier kommt der Patient oft mit sich und vor allem auch mit anderen gut zurecht, weil die Vorgaben genau festgelegt sind. Vermeiden sollte man dagegen Gespräche über seine Gefühle, seine Wahninhalte, ebenso Spiele oder Aktivitäten, die die Fantasie anregen oder einen freien Gedankenlauf fördern. Gleiches gilt für Ironie, komplizierte und ausgedehnte Erklärungen oder vage Aussagen. Verabredungen sollen getroffen und besonders von den Pflegenden genau eingehalten werden. Tages- und Wochenpläne können stützende Strukturen schaffen.

Immer ist viel Geduld, ein gesundes Selbstvertrauen und auch viel eigene Fantasie im Umgang mit Schizophrenen nötig. Geduld, weil Sie immer wieder zurückgewiesen oder enttäuscht werden, auch wenn zwischenzeitlich alles ganz positiv verlief. Aber vielleicht ist der Patient plötzlich dahinter gekommen, dass Sie mit den Außerirdischen unter einer Decke stecken. Sie brauchen ein gesundes Selbstvertrauen, damit Sie nicht Gefahr laufen, diese Wechselbäder persönlich zu nehmen. Vielleicht gibt der Patient Ihnen nur nicht die Hand, weil er überzeugt ist, dass durch die Berührung sein Geschlecht umgewandelt wird. Und Fantasie benötigen Sie auch, um all diese Verrücktheiten nachzuempfinden, die innere Logik zu verstehen und darüber vielleicht einen besseren Zugang zum Patienten zu erlangen.

Eine wesentliche Aufgabe ist die Kontrolle der Medikamenteneinnahme. So kann man den Therapieverlauf und die Nebenwirkungen besser beurteilen und den Arzt entsprechend informieren. Das kann aber auch sehr schwierig sein, da der Patient sich mitunter tage- oder wochenlang weigert die Medikamente zu nehmen oder sich alles Erdenkliche einfallen lässt, um die

Pflegenden zu täuschen. Entweder lässt er Tabletten verschwinden oder er sammelt sie in suizidaler Absicht. Aus diesen Gründen findet die Medikamenteneinnahme i. d. R. unter Aufsicht statt. Das kann dann auch bedeuten, nach der Einnahme den Mundraum zu überprüfen, um zu sehen, ob die Tablette geschluckt wurde.

Dopamin als Neurotransmitter sowohl für den Bewegungsablauf als auch bei der Schizophrenie spielt eine große Rolle. Eine wesentliche Nebenwirkung der üblichen medikamentösen Schizophrenie-Behandlung sind die langsam zunehmenden parkinsonartigen Bewegungsstörungen, wodurch letztlich die Behandlungsmöglichkeit der Schizophrenie auch begrenzt sein kann. In jedem Fall sind bei einer Langzeitmedikation mit antidopaminergen Substanzen Bewegungsstörungen auch Teil des pflegerischen Problems.

Das Blutbild muss wegen der z. T. nicht unerheblichen Nebenwirkungen der Neuroleptika regelmäßig auf Veränderungen kontrolliert werden.

Fall: Nach 6 Wochen in der Klinik wurde Anna Grün entlassen. Man hatte offenbar eine geeignete Medikation gefunden, die ihr die Stimmen nahm. Sie sollte sich dennoch weiter ambulant betreuen lassen. Die Medikation hat sie nach anfänglichen Schwierigkeiten bisher relativ gut toleriert und die nötige Distanz zu den Stimmen verschafft. Gleichzeitig ist ihr die ganze Geschichte aber sehr, sehr peinlich, weil sie selbst jetzt genau zu den Menschen gehört, die sie früher immer für verrückt gehalten hatte.

Abbildungsnachweis

Die Abbildungen zu diesem Buch wurden folgenden Werken entnommen:

Faller, A., Schünke, M.: Der Körper des Menschen, 14.Aufl. Thieme, Stuttgart 2004: Abb. 16.1

Kellnhauser, E. u.a. (Hrsg.): Thiemes Pflege, 10.Aufl. Thieme Stuttgart 2004: Abb. 1.3, 2.3, 3.2, 3.3, 4.3, 5.1, 5.3, 6.3, 7.3, 8.3, 9.2, 11.3, 13.3, 16.3

Lexikon der Krankheiten und Untersuchungen. Thieme, Stuttgart 2006: Abb. 1.2, 2.1, 2.2, 3.1, 4.2, 5.2, 7.2, 8.1, 8.2, 9.1, 10.3, 11.1, 11.2, 12.1-12.3, 13.2, 14.2, 15.3, 17.3, 18.1, 19.1, 19.2, 20.2

Möller, H.-J. u.a.: Duale Reihe Psychiatrie und Psychotherapie, 3.Aufl. Thieme, Stuttgart 2005: Abb. 18.2

Schwegler, J.: Der Mensch – Anatomie und Physiologie, 4.Aufl. Thieme, Stuttgart 2006: Abb. 7.1, 10.1, 13.1, 15.1, 15.2, 16.2

Silbernagl, S., Lang, F.: Taschenatlas der Pathophysiologie, 2.Aufl. Thieme, Stuttgart 2005: Abb. 6.1, 6.2, 10.2, 17.2

Van den Berg, F.: Angewandte Physiologie, Bd.2, 2.Aufl. Thieme, Stuttgart 2005: Abb. 1.1, 4.1, 14.1

Sachverzeichnis